给孩子的
卫生小百科

[日]宫崎美砂子/编著

刘旭阳/译

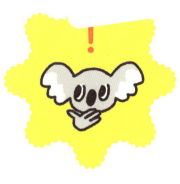

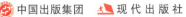

前言

本书是以小学高年级学生和初中生为对象编写的卫生学书籍。

大家之所以经常听到"卫生"这个词，是因为在我们的日常生活中，有很多与卫生相关的行为。比如，回家之后、吃饭之前会洗手，这就是一种与卫生相关的行为。

卫生的意思就是保卫生命，保卫生活。

如今，传染病在世界范围内流行，很多人因此生病，甚至失去生命。全球变暖导致气温上升使很多人中暑，史无前例的大雨和台风使很多人受灾。此外，随着物流的日益发展，食品安全正受到威胁。不经意间，我们就有可能吃下对人体有害的东西。

本书共分为四章，以卫生学知识为基础，讲述如何在日常生活中保护自己、家人和朋友。大家可以从自己感兴趣的部分开始阅读。

希望大家在阅读本书时，能发现自己感兴趣、想要进一步了解的卫生学知识，并努力将所学知识应用到实际生活中。

日本千叶大学大学院看护学研究科教授
宫崎美砂子

2020年12月

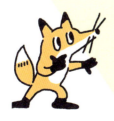
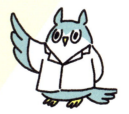

目录

前言 ·· 2
目录 ·· 4
本书的阅读方法 ································ 8

序　章　了解卫生学 ······························ 9

什么是卫生学? ································ 10
卫生学是从什么时候开始的? ···················· 12
没生病就证明很健康吗? ························ 14
预防指的是什么? ······························ 16
本书中出现的卫生学 ···························· 18
本书中的常用术语 ······························ 22
专栏 体检和诊察有什么区别呢? ·············· 24

第一章　生活中的卫生学 ·························· 25

家庭生活 为什么要洗手、漱口呢? ············ 26
用湿毛巾擦手就可以消除细菌吗? ················ 30
洗过的切菜板和抹布上面有细菌吗? ·············· 32
冷藏室和冷冻室里面有细菌吗? ·················· 34
用过的餐具应该马上洗净吗? ···················· 36
为什么要通风换气呢? ·························· 38
为什么要打扫卫生呢? ·························· 40

学校生活
- 为什么老师在打招呼时，要仔细看大家的脸呢？ …… 42
- 为什么要每年体检呢？ …… 44
- 受伤时可以用手触摸伤口吗？ …… 46
- 电脑教室的灯为什么那么亮呢？ …… 48

社会生活
- 什么是环境污染呢？ …… 50
- 废油可以随便倾倒吗？ …… 52
- 汽车尾气对身体有害吗？ …… 54
- 不可燃垃圾为什么不能随便焚烧呢？ …… 56
- 全球变暖会对人类造成什么影响呢？ …… 58

避难生活
- 在避难所生活时，有什么需要注意的呢？ …… 60
- 缺水时应该怎么洗手呢？ …… 64
- 缺水时可以重复使用未清洗的餐具吗？ …… 66
- 洗手间不能冲水的时候，应该怎么办呢？ …… 68
- 罐头食品不会腐烂吗？ …… 70
- 避难所发放的食物必须马上吃完吗？ …… 72
- **专栏** 避难所里如何使用室内鞋 …… 74

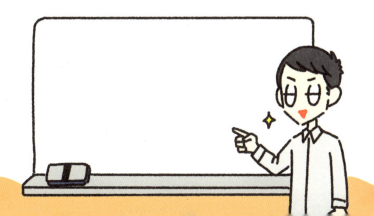

第二章　防治传染病的卫生学 ········· 75

感染的机制
- 为什么会感冒呢? ········· 76
- 什么是"感染"? ········· 78
- 传染病为什么会传染呢? ········· 80
- 病毒是一种病原体吗? ········· 84

传染病的种类
- 动物可以传染人类吗? ········· 86

传染病的流行
- 什么是"流行"? ········· 88
- 流感为什么每年都会流行? ········· 90

传染病的预防
- 传染病可以被消除吗? ········· 92
- 怎么才能不被传染呢? ········· 94
- 我们能避免"一人感染，传染全家"吗? ········· 98
- 有什么措施能防止感染扩大吗? ········· 100
- 什么是"隔离"? ········· 102
- 为什么要接种疫苗呢? ········· 104

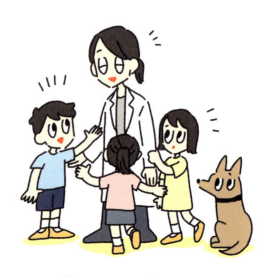

第三章　食物的卫生学 ……………………………………………… 107

食品安全
食物为什么会腐烂呢? ……………………………… 108
含有细菌或发霉的食物能吃吗? …………………… 110
年糕为什么会发霉呢? ……………………………… 112
可以防止食物腐烂吗? ……………………………… 114
草莓果酱可以长期保存吗? ………………………… 116
在冷冻室里放了两年的冰激凌还能吃吗? ………… 118
酸奶里真的有细菌吗? ……………………………… 120
过了保质期的食物能吃吗? ………………………… 122
牛奶盒上写的"巴氏杀菌"是指什么? …………… 124
"无添加"是指什么? ……………………………… 126
有不使用农药的农作物吗? ………………………… 128

食物中毒
吃了腐烂的食物就会食物中毒吗? ………………… 130
什么是沙门氏菌食物中毒? ………………………… 134
金黄色葡萄球菌引起的食物中毒有什么症状呢? … 136
诺如病毒为什么会流行呢? ………………………… 138
吃牡蛎"中毒"是怎么一回事呢? ………………… 140
河豚真的有毒吗? …………………………………… 142
山里长的蘑菇都可以吃吗? ………………………… 144
运动饮料能倒进水壶里吗? ………………………… 146
异尖线虫是什么? …………………………………… 148

预防措施
如何预防食物中毒? ………………………………… 152
食品应该怎样保存呢? ……………………………… 156
做饭时应该注意什么呢? …………………………… 160
专栏　如何才能避免食物腐烂呢? ……………… 162
术语集 ………………………………………………… 164

本书的阅读方法

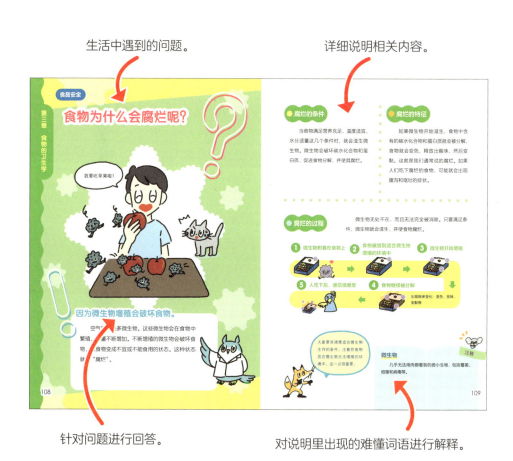

本书中出现的角色

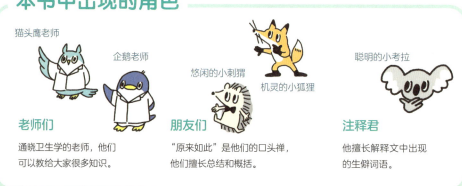

老师们
通晓卫生学的老师，他们可以教给大家很多知识。

朋友们
"原来如此"是他们的口头禅，他们擅长总结和概括。

注释君
他擅长解释文中出现的生僻词语。

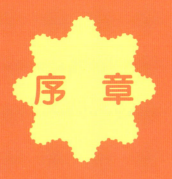

序 章

了解卫生学

什么是卫生学?
是保持清洁,还是防止生病?
本章会对以上问题进行说明。

什么是卫生学？

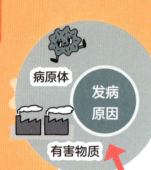
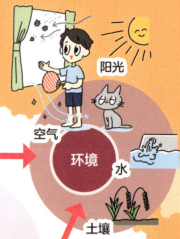
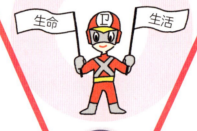

探索以上因素的内在联系，从而防止人类健康恶化，这就是卫生学。

"卫生"就是保卫我们每个人的生命和生活。具体来说，是为了保证我们每一天都能健康地生活，推断出可能会对人类健康造成负面影响的因素，先减少负面影响，再进一步改善环境，从而防止健康恶化。卫生学就是与卫生相关的知识和技术的汇总。

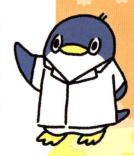

✳ "卫生"的来源

卫生这个词的英文"Hygiene"源自希腊神话中健康女神许革亚（Hygieia）的名字。人们喜欢用"养生"这个词来表达"保持个人健康"的意思。其实，社会层面上的"卫生"，不仅包括"保持健康"这一层意义，还涵盖了"完善自来水和下水道等对生活环境和社会各方面的改善"这一主旨。后来，这个词的意义拓展为"保卫生命"和"保卫生活"。

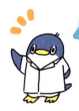

卫生包含以下几方面的活动。

保健卫生
从饮食、运动、睡眠、休息等生活习惯，以及居住地特征、年龄等方面，考虑卫生对健康的影响。

环境卫生
从生活环境方面，考虑卫生对健康的影响。

工作卫生
从工作场所活动的特征方面，考虑卫生对健康的影响。

学校保健卫生
从学校活动的特征方面，考虑卫生对健康的影响。

食品卫生
从食品安全方面，考虑卫生对健康的影响。

序章 了解卫生学

卫生学是从什么时候开始的？

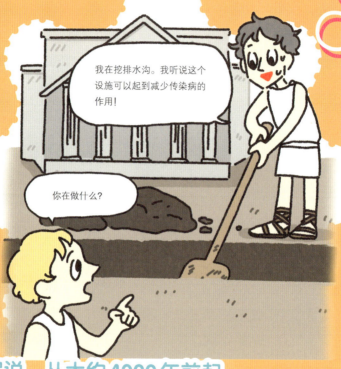

我在挖排水沟。我听说这个设施可以起到减少传染病的作用！

你在做什么？

据说，从大约4000年前起，人们就开始思考"卫生"了。

科学家在古埃及的遗迹中发现了浴室、排水管、排水沟等设施。此外，科学家还发现，在公元前2100年左右，人们就有洗手的习惯，那时人们就开始注意卫生了。

起源

随着城市发展、贸易兴起等,人与人之间的往来次数不断增加,而霍乱等传染病也相继出现。为了防止这些传染病扩散,人们采取了各种各样的措施,从而引出了卫生这一概念。比如,用处理污水和大小便的方式保持生活环境的清洁,就是人们最初采取的健康保护措施。科学家认为,类似环境净化活动的卫生措施就是卫生学的起源。

自古以来,人们一直在积极应对威胁健康的各种挑战!

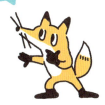

事例

南丁格尔

南丁格尔是英国的一名护士。在1854年的克里米亚战争中,她作为护士团的团长来到战场,通过观察士兵的身体状况,找出了他们健康恶化的原因。她用统计的方法证明,相比战死沙场的士兵,更多士兵的死因是医院环境不卫生和营养不良。她的这一发现,对日后制定完善的医疗卫生规章制度具有深远的影响。

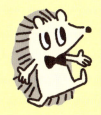

序章 了解卫生学

没生病就证明很健康吗?

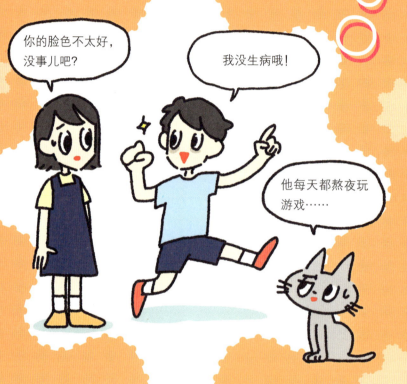

没生病不代表身体健康。

世界卫生组织(WHO)对健康的定义是"一个人在身体、精神和社会适应等方面都处于良好的状态"。我们不能简单地将是否生病或者身体状态是否良好作为评判健康的唯一标准。为了保证健康,我们必须积极地思考和行动,改善自己的生活习惯和周围的生活环境。这就是卫生学的基础。

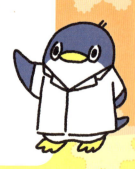

身体健康和卫生学

人们普遍认为，身体状态好、没生病就是健康。但是，很多时候我们并不能简单地区分健康和生病这两种状态。很多人会有头痛、身体疲惫等不舒服的表现，但是又不至于去医院。有的不舒服可以通过改变生活习惯或周围的生活环境得以缓解。比如，工作或学习强度过大、睡眠不足、营养不均衡等问题导致的身体不适。卫生学就是探寻对健康产生影响的因素，并提出改善方案的学科。

精神失调和卫生学

精神方面的健康被称为"精神健康"。近年来，越来越多的人出现失眠、焦虑和不安的问题。人们逐渐意识到精神失调也是一种疾病。被精神失调困扰的人需要得到社会的支持，改善他们的生活环境，从而避免病情恶化，这也是卫生学要研究的内容。

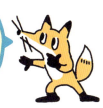

让身体健康、精神健康和社会健康三者达到平衡，就能充实地度过每一天呢！

社会健康、生活质量和卫生学

社会健康是指"被他人需要，在家庭和职场等环境中承担相应的责任，与社会紧密联系"。生活质量（QOL, Quality of Life）是指"是否能按照自己的期望生活"。既要与社会保持联系，同时也能按照自己的期望生活，为了实现这一目标，我们需要从生活方式和生活环境等方面考虑，减少风险、完善社会结构。这也是卫生学要研究的内容。

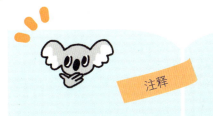

注释

世界卫生组织（WHO）

世界卫生组织是联合国下属的一个专门机构，其宗旨是保证全世界人民都可以获得最高水平的健康。

序章 了解卫生学

预防指的是什么?

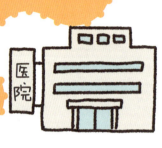
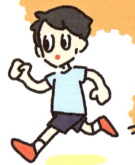
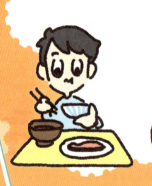
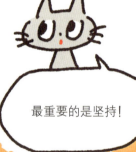

最重要的是坚持!

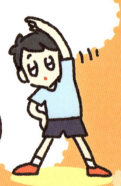

预防是指采取各种措施防止生病。

人们每天都在为获得健康和安全的生活不断努力。比如,为了避免生病而注意饮食卫生,为了早发现、早治疗疾病而定期体检,为了保持强健体魄而坚持适量运动。人们希望通过这些措施来保持健康的状态。卫生学的目标就是预防、减少疾病,防止疾病重症化。

预防

预防可以分为三个阶段：第一阶段（一次预防），防止生病；第二阶段（二次预防），即使生病也可以延缓疾病恶化；第三阶段（三次预防），促进恢复健康。美国医学家利维尔和克拉克在对疾病的发展阶段进行研究时，针对各个阶段提出了相应的预防措施。

预防的三个阶段

	对象	内容
一次预防	所有人	以不生病为目标，在生活中保持并提高健康水平，例如预防接种
二次预防	可能生病的人	接受体检（诊察），从而保证尽早发现疾病，尽早进行诊断，尽早向医生咨询和进行治疗
三次预防	已经生病的人	恢复健康，防止再次生病

健康管理和保健

健康管理是指为了保持健康状态、预防生病，而对日常生活中饮食、休息、运动、消除压力等各方面采取相应措施。保健是指以保持健康为目标的相关活动，可以按照专业领域进行划分。

> 本页出现了"体检"和"诊察"这两个词。它们有什么区别呢？详见第24页。

保健活动

专业领域	对象
妇幼保健	孕妇、产妇、婴儿、幼儿
成年人、老年人保健	青年人、中年人、老年人
工作保健	劳动者
学校保健	学生、教职员工
精神保健	精神失调的人，重视精神健康的人

本书中出现的卫生学

本书从日常生活中选取了三个可能会对健康产生影响的场合。通过解答日常生活中的疑问，加深大家对于预防疾病和保持健康所必需的知识和行动的理解。

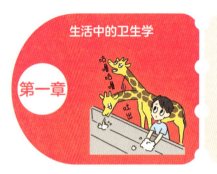

第一章　生活中的卫生学

介绍与日常生活有关的卫生学。
①家庭生活　②学校生活　③社会生活
④避难生活

第19页

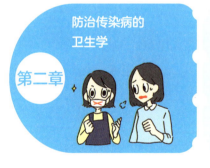

第二章　防治传染病的卫生学

介绍包括流感在内的各种各样的传染病及其预防方法。
①感染的机制　②传染病的种类
③传染病的流行
④传染病的预防

第20页

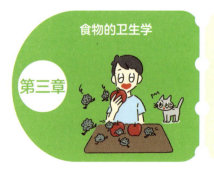

第三章　食物的卫生学

主要介绍食物和健康之间的关系，以及如何预防食物导致的疾病。
①食品安全　②食物中毒
③预防措施

第21页

第一章　生活中的卫生学

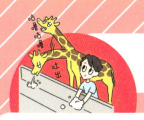

本章介绍的是与我们日常生活密切相关的卫生学。针对各种场合下遇到的具体问题给予解答。

家庭生活

我们习以为常的漱口和洗手到底有什么作用呢？放进冷藏室和冷冻室保存的食物就一定安全吗？本节会围绕日常习惯和由此产生的疑问，思考如何在家庭环境中保持健康。

学校生活

本节会介绍在学校的集体生活中可能面临哪些健康风险。为了减少风险，需要思考如何结合学校环境采取相应的预防措施。

社会生活

为了保证我们每天都拥有健康的生活，必须创造让每个人都感觉到安全和安心的环境。本节将针对生活环境、生态环境，思考它们与健康的关系。

避难生活

发生地震等灾害时，应该如何保护健康呢？也许你还没有经历过避难生活。如果停水了应该怎么办呢？如何才能确保食物充足呢？怎么解决上厕所的问题？本节会针对避难时的生活困境，思考如何采取预防措施保护健康。

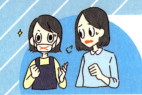

第二章　防治传染病的卫生学

传染病会影响健康，其致病机制是什么呢？哪些传染病需要格外注意呢？在本章中，我们会介绍包括流感在内，各种传染病的成因及预防措施。

感染的机制

感染具体指什么呢？病毒和细菌又是什么呢？本节讲的是传染病的基本知识。

传染病的种类

本节会介绍传染病的种类。明白这些，将有助于我们预防传染病。

传染病的流行

流感等传染病是怎样流行起来的呢？应该采取哪些应对措施呢？明白这些，将有助于我们了解传染病的预防对策。

传染病的预防

要想预防传染病，需要采取什么样的措施呢？本节将针对以下内容进行说明：如何消除病原体，如何防止病原体侵入人体，如何通过预防接种减轻患病后的症状，如何避免传染他人或被他人传染。

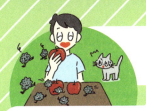

第三章 食物的卫生学

什么样的食物可能会影响健康呢？我们需要注意什么疾病呢？报道食物中毒的新闻好像变多了。本章会介绍食物和健康的关系，以及如何预防由食物导致的疾病。

食品安全

食物可以为我们提供营养，但也有可能威胁到我们的健康。为了保证我们可以吃到安全的食物，卫生学发挥了重要的作用。食物为什么会腐烂呢？细菌和霉菌都会对人体产生危害吗？无添加食品更健康吗？在本节中，请大家和我们一起来探讨与食物和疾病相关的问题，并从预防的角度寻找解决方法。

食物中毒

食物中毒有什么症状呢？通过本节的内容，我们可以了解哪些食材会引起食物中毒，以及食物中毒的种类。

预防措施

为了防止食物中毒，我们应该采取什么样的行动呢？请大家和我们一起来学习食品的保存方法、做饭时的注意事项等，以及与预防食物中毒相关的重要知识。

本书中的常用术语

这里介绍的是本书中的常见词和帮助理解本书内容的关键词。

传染病

病原体侵入体内后，引起的特定症状疾病。

微生物

几乎无法直接用肉眼看到的微小生物。按从小到大的顺序可以把微生物分为病毒、细菌、霉菌（真菌）等。

病原体

引起疾病的微生物，也叫病原微生物。

预防

为了防止生病采取的措施。

免疫力

在病原体等侵入体内时，与之对抗的一股力量。

微生物 病原体

有益的微生物
可以用来制作味噌和酸奶，有益于身体健康。

双歧杆菌

酵母　乳酸菌

等

有害的微生物
可以引发疾病。

沙门氏菌　流感病毒

霍乱菌　诺如病毒

等

物理因素
温度、湿度、空气、亮度等。

化学因素
食物的营养、食品添加剂、农药等。

环境
与人类的生活密切相关，可能会对健康产生影响的各种因素。

生物因素
病原体、传染病的流行等。

社会因素
生活习惯、学校和工作环境等。

专栏

体检和诊察有什么区别呢？

"体检"是指体格检查，就是对人体的健康状态进行检查。"体检"属于第17页表格中提到的"二次预防"，无论男女老幼，各个年龄段的人都是体检的对象。学校会经常组织体检来测量学生的身高和体重等，以此来判断学生的健康状态。

"诊察"也属于"二次预防"，是指为了尽早发现特定疾病而进行的检查。具体来说，就是以可能患上特定疾病的人为对象，确认其是否已经患上流行性感冒等传染病或癌症等疾病。根据诊察的结果，判断被检查者是否需要进一步的精密检查。如果在精密检查中发现被检查者已经患上某种疾病，就需要安排治疗。

不过，这两种检查也有相同点，那就是在预防疾病方面都具有重要意义。

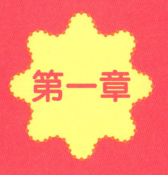

第一章

生活中的卫生学

本章主要介绍日常生活中的卫生学。

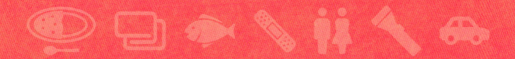

家庭生活

第一章 生活中的卫生学

为什么要洗手、漱口呢?

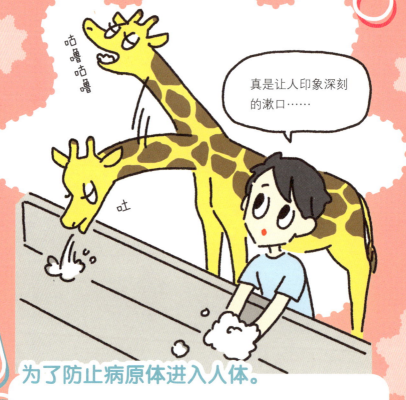

为了防止病原体进入人体。

  人们在打喷嚏或者咳嗽时会用手遮掩口鼻,有时还会用手擦鼻涕。这样一来,手上就会携带大量病毒、细菌等微生物。洗手可以去除手上附着的病毒和细菌,从而防止其进入人体。漱口可以把附着在咽喉处的病原体冲走。

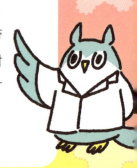

洗手的效果

科学研究证明，洗手可以消除病原体。从下面的调查结果中不难看出即使只用水冲洗15秒，手上的病原体数量就会减少到大约原来的百分之一。如果用洗手液洗手，相比用水冲洗，病原体数量会进一步减少到百分之一。很明显，洗手可以有效地预防疾病和传染病。

不同的洗手方法		残留在手上的病原体数量（与不洗手时相比）
不洗手		约1000000个
用流动的水洗手15秒		约10000个
用洗手液搓洗10秒至30秒，然后用流动的水冲洗15秒		几百个
用洗手液搓洗60秒，然后用流动的水冲洗15秒		几十个
重复两遍以下流程：用洗手液搓洗10秒，然后用流动的水冲洗15秒		几个

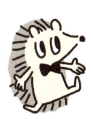

洗手之后，病原体数量会减少这么多啊！

第一章 生活中的卫生学

🌸 用肥皂洗手的正确方法

大家从外面回到家时，咳嗽和打喷嚏后，上完洗手间后，吃饭前，以及触碰血液和脏东西后，一定要记得洗手。如果只用水冲洗，并不能去除病毒和细菌。大家一定要学会正确的洗手方法，用肥皂好好洗手。

1 用水把手沾湿，拿起肥皂，搓洗手掌。

2 用肥皂泡沫擦拭手背。

3 擦拭指尖和指甲。

4 搓洗手指缝隙。

5 转圈搓洗大拇指和手掌。

6 搓洗手腕。

🌸 用酒精消毒的正确方法

使用酒精消毒液时也要注意方法。洗手之后双手还处于潮湿状态，如果在此时使用酒精消毒液，酒精会被水稀释，消毒效果就会减弱。大家在用酒精消毒之前，可以用纸巾或干净的手绢把手擦干。另外，每次消毒需要的酒精量是一定的。使用时要用力把消毒液外瓶的泵头按到底。然后把酒精充分涂抹到指尖、手背、手掌和指缝处。

🌸 漱口的正确方法

我们在不知不觉中就会把空气中的病毒和细菌吸入体内。从外面回到家时，从人群中出来后，喉咙干燥时，空气干燥时，都要漱口，把附着在口腔内侧和喉咙深处黏膜上的病原体冲走。

1 倒一杯水（自来水也行）。

2 把杯子中约一半的水倒进嘴里。

3 脸朝前，"咕嘟咕嘟"漱口后，把水吐出来。

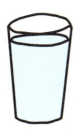
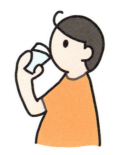
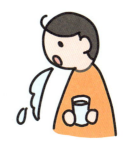

4 再一次把水倒进嘴里。

5 脸朝上漱口，同时发出"咕噜咕噜""啊"等声音，漱口大约15秒。

6 重复漱口2~3次。

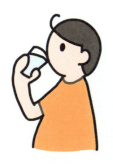
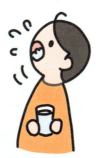
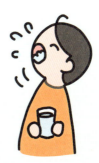

为了预防疾病，大家一定要学会正确地洗手和漱口。

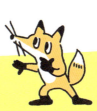

家庭生活

第一章 生活中的卫生学

用湿毛巾擦手就可以消除细菌吗？

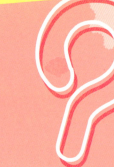

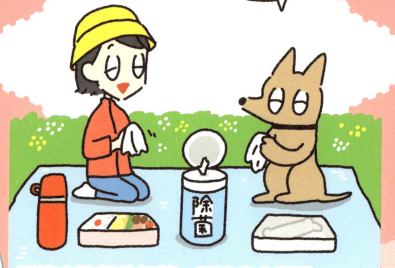

虽然比不上用肥皂洗手……

但是在没有水的地方很有用。

只能去除部分细菌，无法完全消除。

在餐厅吃饭时一般会用湿毛巾擦手，大家平时也会随身携带湿纸巾。湿毛巾和湿纸巾可以去除脏东西，用起来很方便。湿纸巾的包装上会有抗菌、除菌、杀菌的标注，了解这些词语的意思，就能选出适合自己的商品了。

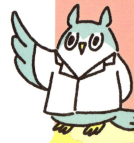

❀ 消除细菌、减少细菌

湿纸巾的包装上经常会有"抗菌""除菌""杀菌"等文字，这类湿纸巾都会对细菌起作用，只是效果略有差别。除此之外还有"灭菌"一词，只有标注这个词的湿纸巾才可以杀灭所有细菌。不过，如果使用了很多药剂，可能会对物品和皮肤造成强烈刺激。使用之前需要认真阅读产品说明书，然后根据使用场所和使用量选择不同的商品。

	除菌力	效果	产品
抗菌	★☆☆☆☆	阻碍细菌增殖	袜子、室内鞋、厨房用海绵、切菜板、清洗剂等
除菌	★★☆☆☆	去除物品表面的细菌	湿纸巾、洗洁精、厨房用漂白剂、酒精喷雾等
消毒	★★★☆☆	减弱细菌活力，并使其变得无毒。只有法律规定的医药品、药妆等才可以使用这个词	手用消毒喷雾、餐桌用消毒喷雾等
杀菌	★★★★☆	杀灭细菌。虽然不能杀灭所有细菌，但是可以对某种细菌起作用，就能使用"杀菌"这个词。只有法律规定的医药品、药妆等才可以使用这个词	药用肥皂、杀菌剂等
灭菌	★★★★★	杀灭所有的细菌。一般商品基本不会使用这个词	医疗器械等

编者注：上表分类是基于日本的相关法律制定的，仅供参考。

家庭生活

第一章 生活中的卫生学

洗过的切菜板和抹布上面有细菌吗?

擦干净了!

但是,眼睛看不到的细菌反而被涂抹到其他地方了。

用完没洗的抹布

认真清洗和除菌能最大限度减少细菌残留。

我们日常生活的环境中存在着很多微生物,这些微生物进入人体后会导致疾病。这类微生物通常被称为"细菌"。尤其要注意厨房里的细菌,砧板和抹布用完之后一定要记得认真清洗并除菌,从而防止细菌滋生。

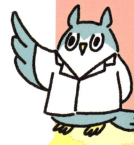

🌸 保持厨房清洁

厨房里经常会用到水，还有很多食物。对于细菌来说，厨房环境非常适合其繁殖。我们无法用眼睛直接看到细菌，即使看起来很干净的厨房，也可能潜伏着很多细菌。为了防止细菌进入人体，大家要学会用正确的方法清洗砧板和抹布等厨房用品。

🌸 除菌和干燥很重要

切过生肉和鱼的厨刀、砧板，一定要用洗洁精仔细清洗，然后除菌。要选择合适的除菌喷雾，清洁后还要记得擦干。如果抹布上附着细菌，细菌会从抹布转移到餐具和餐桌上。因此，大家要记得每天给抹布除菌。

🌸 除菌方法

抹布

用水清洗无法除菌。

▶每天都要用厨房用漂白剂浸泡——冲洗——晾干。

切菜板

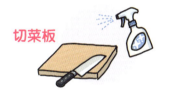

用洗洁精仔细清洗后，用水冲洗。尤其是切过生肉的砧板，一定要记得除菌。除菌时，要水平放置砧板，从而使除菌液铺满砧板的表面。

▶用洗洁精清洗——仔细冲洗——喷上厨房用除菌喷雾。

海绵

海绵上也会滋生细菌。

▶沾上洗洁精，然后打出泡沫，放置一天。再用厨房用漂白剂浸泡——冲洗——晾干。

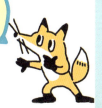

厨房里有很多细菌。大家一定要养成及时清洁的好习惯。

注释

厨房用漂白剂

含有表面活性剂，具有除菌效果，能使餐具洁白如新的洗涤剂。

家庭生活

第一章 生活中的卫生学

冷藏室和冷冻室里面有细菌吗？

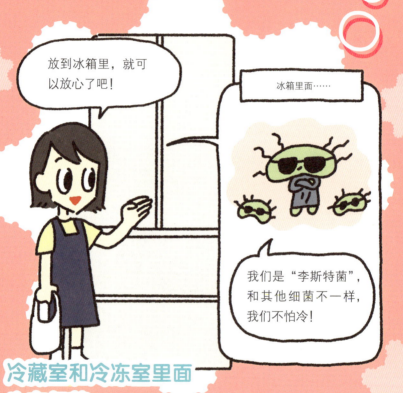

放到冰箱里，就可以放心了吧！

冰箱里面……

我们是"李斯特菌"，和其他细菌不一样，我们不怕冷！

冷藏室和冷冻室里面也有细菌。

把食品放进冷藏室或冷冻室里保存固然很好，但是由于我们每天都会打开冷藏室或冷冻室好几次，所以里面的温度并不稳定。温度上升后，细菌就可能滋生。另外，有的细菌在低温环境里也能存活，因此并不是说把食品放进冷藏室和冷冻室里就能高枕无忧了。

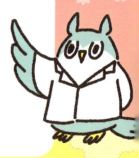

细菌喜欢的温度

细菌的种类有很多，适宜它们生存的温度也各不相同。根据适宜生存的温度，可以把细菌分为三种：高温细菌（50~60℃）、中温细菌（37℃左右）、低温细菌（10~20℃）。高温细菌一般不会致病；中温细菌包含的病原菌最多；耶尔森菌、李斯特菌、肉毒杆菌等低温细菌可能会引发食物中毒。

有的细菌不怕冷

李斯特菌的显著特征是在低温和高盐环境中也可以增殖。这种细菌通常存在于河流和动物的肠道中，它们在高温环境中很难生存，用75℃加热几分钟就可以杀死这些细菌。在大多数情况下，人们即使感染，也只会出现轻微症状。如果病情加重，就会出现发热、浑身发冷、肌肉痛等流感的症状，严重时甚至会导致死亡。

注意李斯特菌

李斯特菌是一种增殖缓慢的细菌。只要在保质期内食用，食品中的李斯特菌就不会达到危害健康的数量。大家一定要记得确认保质期限，打开包装的食品要尽早吃完。孕妇和老年人尤其需要注意。即使是少量的李斯特菌，也可能引发严重症状，所以要尽量避免生食。

李斯特菌和食品

下列食品容易滋生李斯特菌，需要特别注意。

- 奶酪等乳制品
- 生火腿等肉类加工品
- 熏制三文鱼等海鲜加工品
- 凉拌蔬菜等沙拉
- 哈密瓜

*未经加热而直接食用时尤其要注意。

> 大家不要认为把食物放进冰箱里就没事了，冰箱里的食物也要尽早吃完。冰箱内部也要保持干净卫生。

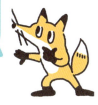

家庭生活

第一章 生活中的卫生学

用过的餐具应该马上洗净吗?

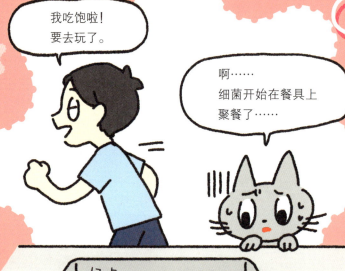

注意!吃完饭要马上清洗餐具。

水、35℃左右的温度、食物残渣等营养成分,当这些条件齐全的时候,微生物就会增殖。如果把使用完的餐具放在水池里,就满足了以上条件,微生物就会不断增殖。使用完的餐具一定要及时清洗。先用洗洁精洗掉食物残渣;然后擦干餐具,去除水分。这样就能避免微生物增殖。

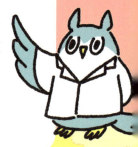

🌸 餐具可以泡在水里吗？

吃完饭后，我们会将不能马上清洗的餐具泡在水中。虽然这样可以防止污渍粘在餐具上，但是却给细菌提供了很好的增殖条件。大家要记得浸泡的时间不要超过3小时，而且要在水中加入洗洁精。

🌸 漂白剂也很有效

接触过生食或者有明显黑斑的餐具，可以使用漂白剂清洁。先用洗洁精清洗后，然后把餐具浸泡在含有漂白剂的液体中20~30分钟，再用流动的水仔细冲洗。最后，把餐具放到沥水架上，或者擦干餐具。定期使用漂白剂清洁餐具，可以提高除菌效果。

🌸 餐具的正确清洗方法

为了避免细菌增殖，用过的餐具一定要记得马上清洗。我们来看一下正确的清洗方法吧。

1 用纸巾擦掉污渍，然后用水冲洗。

2 把洗洁精倒在海绵上，打出泡沫，擦洗餐具。

3 用流动的水仔细冲洗。

4 把餐具放进清洁的餐具柜里。

5 把餐具放到沥水架上，或者擦干餐具。

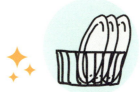

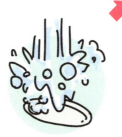

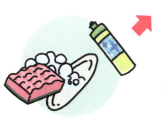

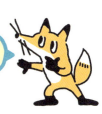

细菌一旦开始增殖，就很难消除了。

家庭生活

第一章 生活中的卫生学

为什么要通风换气呢?

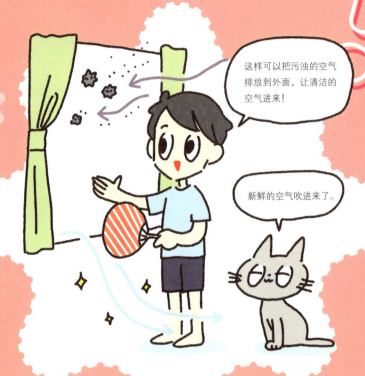

这样可以把污浊的空气排放到外面,让清洁的空气进来!

新鲜的空气吹进来了。

这是为了把污浊的空气排放到外面,让清洁的空气进来。

空气中飘浮着很多灰尘和病原体。如果门窗长期紧闭,灰尘和病原体就会一直留在房间里,而人呼出的二氧化碳也会不断增加。经常换气可以把污浊的空气排放到房间外面,让清洁的空气进来。

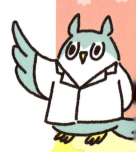

🌼 换气的理由

不管是公寓还是独门独户的房子，考虑到隔音和保暖的问题，一般在建造时都会注意提高气密性。这样就导致房间内的空气和外面的空气不流通。如果不换气，污浊的空气就会一直留在房间里。

🌼 空调和空气净化器的作用

空调是可以调节房间内的温度和湿度，为人提供舒适的生活环境的机器。因为空调工作时使用的是房间中的空气，所以它没有换气的效果。空气净化器是可以吸入房间中的空气，对其进行净化的机器，但是它无法净化整个房间的空气。

🌼 如何让空气流通

给房间换气的时候，需要把距离较远的两个窗户打开。这样可以确保空气入口和出口的距离足够远，从而使房间内的空气充分流动。出口处的窗户开得稍微大一些，换气效果会更好。一小时内换两次气，每次5分钟就可以了。如果房间里只有一个窗户，可以在打开窗户的同时打开换气扇，将换气扇作为空气的出口。此外，还可以利用电风扇吹风，让空气流动起来。

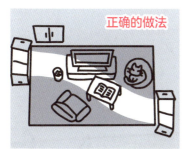

正确的做法 — 房间里的空气都在流动

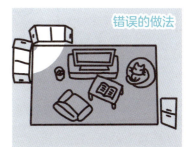

错误的做法 — 只有一部分空气可以流动

安装24小时换气系统，也能避免污浊的空气一直留在房间里。

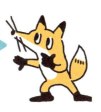

家庭生活

第一章 生活中的卫生学

为什么要打扫卫生呢？

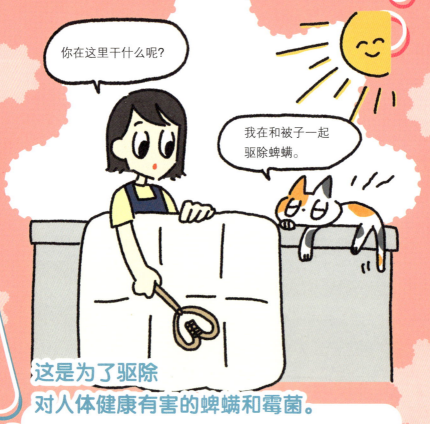

你在这里干什么呢？

我在和被子一起驱除蜱螨。

这是为了驱除对人体健康有害的蜱螨和霉菌。

每一座房子里面都潜伏着蜱螨和霉菌。蜱螨很喜欢高温多湿的环境，尤其喜欢被子和地毯。定期打扫卫生，才能驱除蜱螨。此外，花粉也会进入房间，引起花粉症等过敏症状。大家记得用吸尘器进行清扫，并经常晒被子。

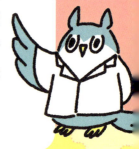

🌸 蜱螨

有的人会因为吸入蜱螨蜕下的皮、蜱螨的尸体和粪便，出现哮喘、鼻炎、皮肤炎等过敏症状。到了梅雨季和夏季，蜱螨会把房间里的地毯、被子和毛绒玩具等当作巢穴，把人类的皮脂、头皮屑等当作食物，不断增殖。经常用吸尘器清扫地毯，定期清洗并晒干被子和毛绒玩具等，就能防止蜱螨增殖。

🌸 霉菌

除了蜱螨，在梅雨季等湿气较重的时期还会出现白色和黑色霉菌。它们大多出现在浴室、窗框、壁纸等处。霉菌会以皂垢和皮脂等为食物并不断增殖。除了擦除水分、换气、除湿以外，大家一定要注意尽快擦除灰尘、皮脂、皂垢等形成的污渍，这样才能消除霉菌。

🌸 花粉

花粉会引起花粉症，出现流鼻涕、眼睛痒的症状，很多时候花粉是我们自己从外面带回家的。用毛巾擦拭可以有效去除花粉。这是因为花粉很轻，在干燥状态下很难去除。

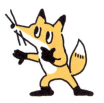

因为无法用眼睛看到，所以要认真清扫。

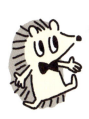

回家时要记得擦掉身上的花粉。

学校生活

第一章 生活中的卫生学

为什么老师在打招呼时，要仔细看大家的脸呢？

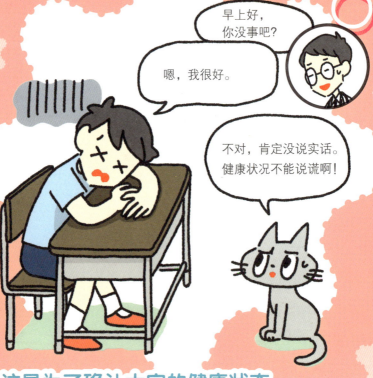

这是为了确认大家的健康状态。

老师在跟学生打招呼的时候，会仔细观察每个人的状态，以便及时发现异常。在学校里，老师和学生朝夕相处，自然能发现每个学生的细微变化，这样就能在学生的精神或身体出现问题时，及时帮助他们。

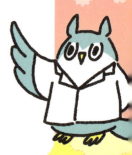

🌸 可以及时发现状态不好的人

学校生活并不轻松，时常会看到精神欠佳或者脸色不好的人。老师会通过观察每个人的脸色判断大家的健康状况是否良好。及时发现问题就能尽早到医院检查，或者接受治疗，从而避免健康状况进一步恶化。

🌸 可以尽早发现传染病

如果健康状况不好的人有所增加，或者好几个人出现了相同的症状，这可能是传染病或食物中毒开始蔓延的征兆。通过仔细观察班里每个人的健康状况，就能掌握传染病的流行情况，尽早采取应对措施，将传染控制在最小的范围内。

🌸 找出原因

当老师通过观察或从体检单上发现学生的身体状况异常时，会找令他担心的那个学生谈话。其目的是找出学生身体状况变差的原因，帮助学生恢复健康。谈话一般由班主任、校园心理咨询师共同参与。

健康是最重要的！
如果感觉不舒服，一定要告诉老师和家长。

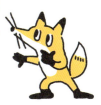

校园心理咨询师
主要负责学生心理健康教育和心理咨询工作。

注释

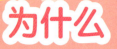

为什么要每年体检呢?

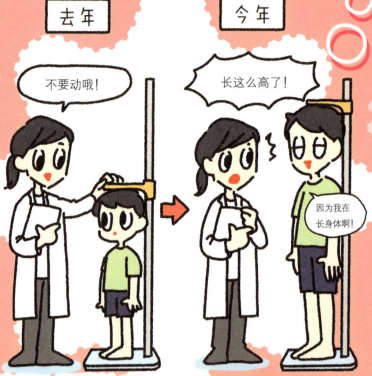

这是为了确认成长情况，尽早发现疾病。

学校体检的目的是对学生的成长和健康情况进行管理。在每年的相同时期，组织学生参加相同的体检项目，就能掌握学生每年的身体变化。当体检报告出现异常的时候，可以告知学生去医院进行咨询，从而尽早发现疾病。

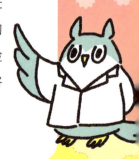

🌸 体检的项目

学校体检一般包括身高、体重、视力、听力、营养状况评估、牙齿状况评估、血常规和尿常规等项目。学校体检的项目并不是固定的，随着时代的变化，这些项目可能会有所调整。

🌸 当发现异常情况时

如果在体检报告上发现视力比去年下降很多，就要到眼科做进一步检查。如果尿检有异常，可能是内脏出了问题，最好到肾内科做进一步检查。学校通过告知学生体检结果，督促他们到医院接受详细的检查，从而尽早发现疾病。此外，就算没有发现疾病，也可以根据体检结果来改善自己的生活习惯。

🌸 确认自己的身体状态

体检能让我们直观地感受到身高和体重发生了怎样的变化，切实掌握身体的成长情况，这一点很重要。如果发现有蛀牙，我们可以马上去看牙医并接受治疗，还要学习正确的刷牙方法。如果发现视力下降，我们可以去医院的眼科咨询视力下降的原因，想一想是不是因为看手机和电视的方法不得当，所以影响了视力。

通过改善日常生活习惯，就可以带来好的变化。
如果可以尽早发现身体的异常，并采取应对措施，那就太好了。

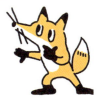

学校生活

第一章 生活中的卫生学

受伤时可以用手触摸伤口吗?

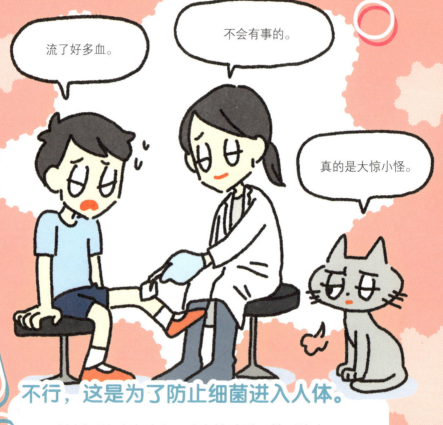

流了好多血。

不会有事的。

真的是大惊小怪。

不行，这是为了防止细菌进入人体。

摔倒后擦破皮肤会导致血管破裂，然后流血。遇到这种情况，有的小朋友会用手按压止血。但这是错误的行为，因为我们的手上有很多细菌，有可能引发伤口感染。在需要止血时，最好用纱布或手绢按压伤口。

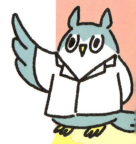

🌸 保持伤口清洁

如果用手按压伤口，细菌就会从伤口处进入人体，可能会引发感染，使皮肤变得红肿、流脓。伤口会因此不易愈合，感染也会扩散到周围的皮肤。如果这种情况发生在免疫力低下的人身上，感染甚至可能扩散到全身各处。所以，大家一定要记住保持伤口清洁。

🌸 不要直接触摸别人的血液

请大家注意，一定不要直接触摸其他人的血液。如果触摸了携带病原体的人的血液，就有可能患上传染病，也会增加对方感染新传染病的概率。因此，处理伤口的人要戴好医用手套，避免直接触摸伤口。

🌸 伤口的处理方法

处理伤口时，一定要记住"不能直接触摸血液"的原则。请参照以下步骤处理伤口。

1 首先用流动的水冲掉附着在伤口处的沙土和污渍。这个时候也要注意不要用手触摸伤口。

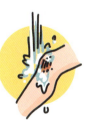

3 必要时可以贴上创可贴保护伤口。

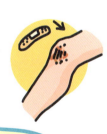

2 如果血流不止，要用纱布或手绢按压伤口。让伤口的位置高于心脏，会更容易止住血。

受伤时要记得立刻清理伤口，这一点很重要。不要认为没问题而继续玩耍，一定要用流动的水冲洗。

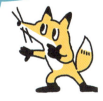

学校生活

第一章 生活中的卫生学

电脑教室的灯为什么那么亮呢?

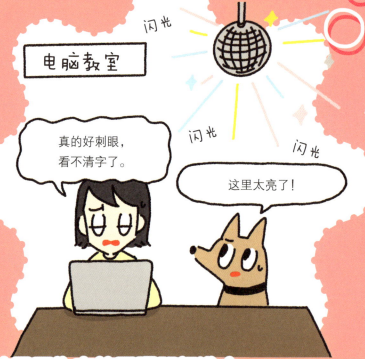

这是因为在校园照明标准中对亮度进行了规定。

为了保证学生在校期间可以安全舒适地生活,学校会根据相关标准,在教室里安装人工照明。理论上,电脑教室的照度应当在500~1000勒克斯之间,并且不能在电脑屏幕中出现反射和阴影。

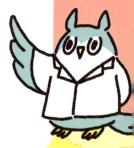

教室的照度

在教室里，大家会看着黑板或电视屏幕学习。照度要控制在一定范围内才能看清黑板，照度过大，就会变得刺眼，反而看不清。因此，教室的理想照度要控制在300勒克斯到500勒克斯之间。电视和显示器屏幕的理想照度是100~500勒克斯。

学校图书馆的照度

在图书馆里，大家都会伏案看书。图书馆的照度应为300勒克斯以上，并使用日光型照明。为了避免书桌上出现使用者的影子，人工照明安装的位置也很有讲究。在图书馆，大家更多关注的是近处的东西，所以图书馆的照度会比教室的稍低一些，人工照明安装的位置也更均匀。

照明的位置和角度

教室里人工照明的位置和角度是经过复杂的计算后确定的。一方面，这样可以保证照度均等，在任何位置看黑板都不会感觉刺眼；另一方面，老师从讲台上观察整个教室时，也能清楚地看到每一个学生的脸。

大家不管坐在教室的哪个位置，都可以看清黑板上的字，这是因为教室里的人工照明都是精心设置过的。

注释

勒克斯
照度单位。
数值越高，代表光亮强度越高。

社会生活

什么是环境污染呢?

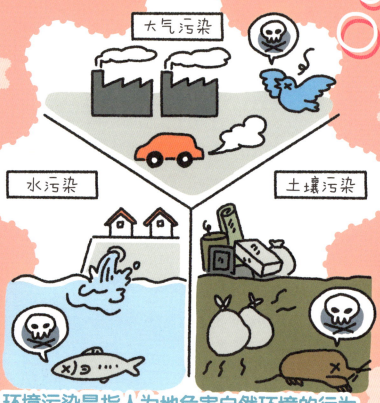

环境污染是指人为地危害自然环境的行为。

为了可以方便舒适地生活,人类社会出现了各种各样的产品。比如汽车,它可以让人们快速便捷地移动到很远的地方。但是,汽车会排放出尾气,造成空气污染。诸如此类由人类生活和活动导致的自然环境恶化,就叫环境污染。环境污染包括大气污染、水污染和土壤污染等。

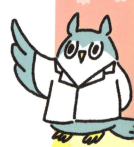

大气污染

是指空气被污染。工厂排放的烟雾、汽车尾气、日常生活中产生的气体和液体等，都会造成大气污染。此外，大气污染还会导致全球变暖等危害自然环境的后果。

水污染

日常生活中产生的污水和工厂排放的废水等，都会对河流、湖泊、海洋等自然环境中的水造成污染。被污染的水还会对鱼类造成污染，而捕食鱼类的动物也会被污染。我们的健康也会因此受到影响。

土壤污染

工厂里产生的有害物质，会流入土壤和地下水中，最终渗透到土壤深处。另外，随意填埋到土壤里的垃圾也会释放出有害物质，最终对土壤造成污染。

✿ 认真思考地球的未来

人类社会的生活日益丰富。我们使用资源的同时，也在不断地污染环境。环境污染会导致全球变暖、气候变化、臭氧层被破坏等问题。我们可以为保护地球环境做什么贡献呢？可以通过减少家电使用时间、用绿色出行代替开车等行动避免污染大气，也可以通过不随便倾倒废油、减少洗涤剂用量等行动避免污染水，还可以通过垃圾分类、植树造林等行动避免污染土壤。切实采取有效措施，保护我们赖以生存的地球。

即使是很小的努力，也对保护地球环境有贡献。大家要从自身做起，将环保落实到行动中。

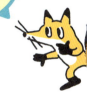

注释

全球变暖

是指地气系统不断积累能量，使得温度上升。其原因是二氧化碳等温室气体增加。

气候变化

是指气温、降水量等指标在长时期内的变化。其原因是全球变暖和森林破坏等。

臭氧层被破坏

臭氧层是大气层中的一层，它可以吸收来自太阳的有害紫外线，从而起到保护地球的作用。空调和冰箱中的氟利昂会破坏臭氧层。

社会生活

第一章 生活中的卫生学

废油可以随便倾倒吗？

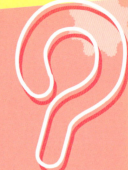

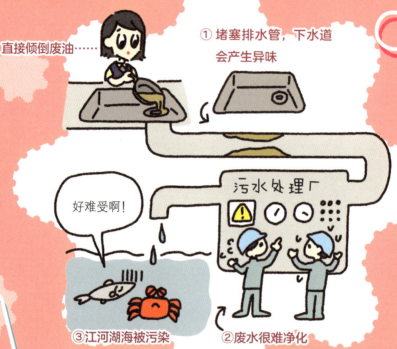

直接倾倒废油……

① 堵塞排水管，下水道会产生异味

好难受啊！

③ 江河湖海被污染

② 废水很难净化

不能，倾倒废油会堵塞排水管，造成水污染。

如果把油和水一起倒入下水道，油会在通过排水管时冷却凝固，粘在排水管内壁，导致排水管堵塞，下水不通畅，甚至形成逆流。此外，油很难被分解，流入河流和海洋中会对鱼类造成严重危害。河流和海洋中的油还会进一步氧化，产生难闻的气味。

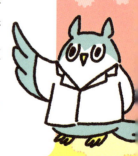

社会生活

汽车尾气对身体有害吗?

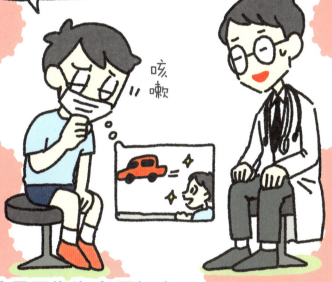

我喜欢站在路边观察过往车辆,但是时间长了,眼睛和喉咙都很难受。

坚持自己的爱好固然很好,但是……

这是因为汽车尾气中含有对人体有害的物质。

汽车排放的尾气中含有对人体有害的物质。汽车尾气会造成大气污染,如果人长时间吸入,就会出现哮喘、支气管炎、癌症等严重症状。

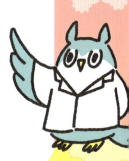

✿ 造成污染的原因

下水道里的水会流入污水处理厂，被净化为干净的水。但是，如果水中混有油，就需要更多的水净化，而且需要花费好几倍的时间、精力和费用。而流入河流和海洋的油，需要很长时间才能被分解，在被分解之前就会氧化，导致水中的氧气变少，鱼也会因为误食油发生危险。

✿ 净化污水的代价

污水处理设施可以净化污水。生活废水会经过3个阶段的处理，被净化为安全的水。但是，我们不能小看这一处理机制的难度。如果把一杯（200毫升）油倒入下水道，需要使用约60吨水才能将污水净化到可以排放到河流和海洋的程度。

✿ 废油的正确处理方法

任何油都不能直接倒入下水道。我们要按照以下方法正确处理废油。

1 用报纸、废纸、吸油纸等吸干废油，作为厨余垃圾丢弃。

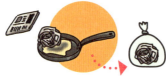

2 将冷却的油倒入牛奶盒中，用胶带密封。作为厨余垃圾丢弃。

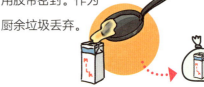

3 用废油凝固剂凝固废油，和厨余垃圾一起丢弃。

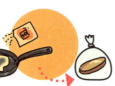

如果河流和海洋的水被污染，就会危害人类的健康。

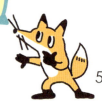

🌸 什么是汽车尾气

汽车尾气的主要成分包括二氧化碳（CO_2）、一氧化碳（CO）、烃（H_xH_y）、氮氧化合物（NO_x）、粉尘（PM）等。汽油是目前广泛使用的汽车燃料，汽油燃烧时会产生尾气。汽车尾气会污染空气，并且会对人体造成严重危害。

一氧化碳（CO）	燃料不充分燃烧时会产生一氧化碳。它会和血液中的血红蛋白结合，削弱血红蛋白运输氧气的能力。如果大量吸入一氧化碳，就会引发中毒症状，致使人因为缺氧死亡。
烃（H_xH_y）	烃会和光发生反应，产生光化学氧化剂，进而形成光化学烟雾。如果人吸入烃，就会感觉眼睛发痒、呼吸困难。
氮氧化合物（NO_x）	轻油燃烧时会产生氮氧化合物。如果吸入高浓度的二氧化氮（NO_2），就会引起喉咙、气管、肺等器官发炎，使人感觉疼痛、呼吸困难。NOx是氮氧化合物的总称。
粉尘（PM）	柴油车排放的黑烟中含有粉尘。它会引起气管、喉咙发炎，而且可能会导致癌症和花粉症等过敏症状。
二氧化碳（CO_2）	燃料充分燃烧时会产生二氧化碳。虽然它是空气中的成分，但是如果浓度超过3%~4%，就会引起眩晕和头痛；如果浓度超过7%，就会引起中毒症状，导致死亡。

🌸 削减尾气的措施

在国家层面，政府制定了各方面的标准，努力实现削减尾气的目标。汽车制造商也采取了很多有效措施，开发出了混合动力车和电动汽车。

为了减少尾气的排放，可以采取以下3种限制措施。

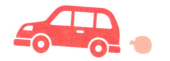

① 新车登记时，只有汽车尾气的浓度不高于一定标准的，才能进行登记。

② 二手车变更车主时，只有汽车尾气的浓度不高于一定标准的，才能进行登记。

③ 有的地区，如果汽车没有满足一定的标准（规定的燃料和用途等），就不能上路。

社会生活

第一章 生活中的卫生学

不可燃垃圾为什么不能随便焚烧呢?

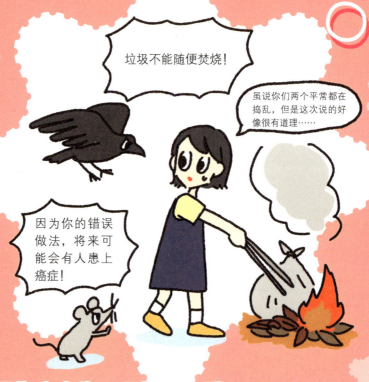

因为会产生二噁英类物质。

垃圾焚烧时,如果发生低温反应,或者氧气不足,就会引起不完全燃烧,并产生二噁英类物质。科学报告显示,二噁英类物质具有致癌性,会引起生殖激素异常。二噁英类物质被释放出来之后会在环境中蓄积,我们必须警惕它的长期性危害。

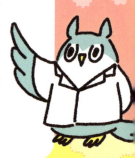

🌸 特征

二噁英类物质是无色无味的固体。它基本上不会溶于水,但是却易溶于脂肪等物质中。它是碳、氧、氢、氯等物质在燃烧炉中被加热后的产物。二噁英类物质具有很高的毒性,不过它在环境和食品中的含量极低。因此,为了评估环境和食品安全性,科学家制定了每天摄取量(TDI)这一指标。

🌸 二噁英类物质的控制对策

二噁英类物质造成的环境污染,已经成为全球性的环境问题。在中国,国务院环境保护主管部门会根据国家环境质量标准和国家经济、技术条件,制定国家污染物排放标准。生活垃圾焚烧厂须根据相关标准,对垃圾焚烧时产生的二噁英加以控制。

🌸 二噁英类物质是怎么进入人体的

二噁英类物质易溶于脂肪,它会通过蛋类、肉类、海鲜、乳制品等食品进入人体。此外,它还具有很强的结构,一旦产生就很难被破坏。

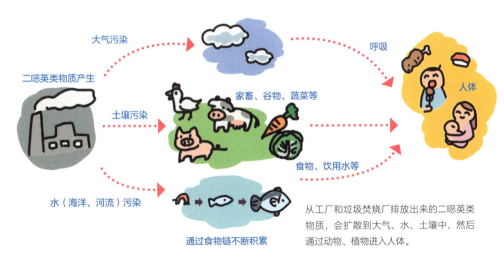

从工厂和垃圾焚烧厂排放出来的二噁英类物质,会扩散到大气、水、土壤中,然后通过动物、植物进入人体。

社会生活

全球变暖
会对人类造成什么影响呢？

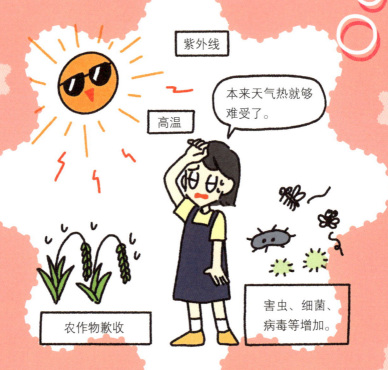

越来越多的人中暑，或者患上传染病。

全球变暖带来的最大影响是气温上升。气温上升后，地球的环境也会发生变化。环境变化会导致农作物歉收、动物灭绝。全球变暖对人的影响也很大，因为炎热天气而中暑的人会增加。此外，全球变暖后，病原体变得容易滋生，人们患上传染病的风险也会加大。

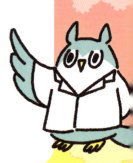

🌸 全球变暖的原因

我们在日常生活中，会排放出二氧化碳等很多温室气体。地球表面因为太阳光而变热，而大量的温室气体会吸收地表的热量，这会导致地球整体变热，气温和海水温度也会上升。

🌸 对人类的影响

首先，随着气温上升，高温的天数有所增加，而中暑的人数也随之增加。其次，大雨次数和降水量增多，使得自然灾害频发。水温上升后，水中的细菌数量也会增加。全球变暖使病原微生物的分布发生变化。这些因素会加大患传染病的风险。最后，全球变暖会导致环境变化，动植物很难生存下去，进而引发粮食危机等问题。

🌸 阻止全球变暖的措施

为了阻止全球变暖，必须减少排放二氧化碳等温室气体。在日常生活中，开空调、做饭、用电、开私家车出行等，都会排放出温室气体。让我们一起努力，减少排放温室气体吧。

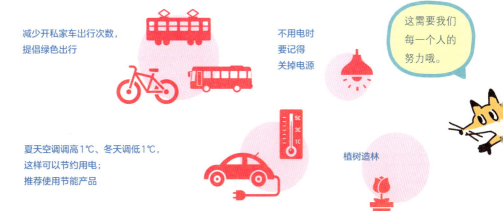

减少开私家车出行次数，提倡绿色出行

不用电时要记得关掉电源

这需要我们每一个人的努力哦。

夏天空调调高1℃、冬天调低1℃，这样可以节约用电；推荐使用节能产品

植树造林

避难生活

第一章 生活中的卫生学

在避难所生活时，有什么需要注意的呢？

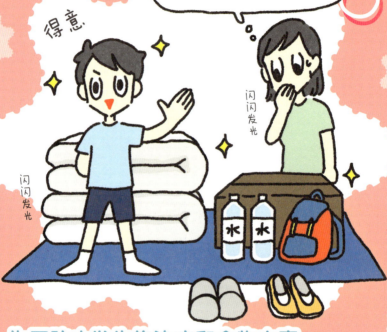

为了防止发生传染病和食物中毒，要注意保持环境清洁。

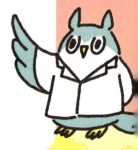

发生大规模灾害时，受灾居民可能需要聚集到避难所生活。陌生的生活环境会对个别人的精神和身体产生影响，免疫力也会随之减弱。在避难所过的是集体生活，因此大家一定要注意保持清洁，从而避免发生传染病或食物中毒。

🌸 什么是避难所

台风、地震、泥石流、水灾等自然灾害会摧毁房屋，使人无家可归。受灾的人需要到避难所里避难。一般来说，家附近的学校和体育馆等就是避难所。不同地区的避难所也可能会不一样，请大家要记得提前确认好。

🌸 避难时的注意事项

在避难所生活最重要的是保持环境清洁。请大家记住进入生活区前要换鞋，因为外出穿的鞋子可能携带病原体，会污染避难所。在避难所里大家要换上室内鞋。虽然提倡勤洗手，但是灾区往往供水不足，所以大家一定要记得准备酒精消毒液和除菌湿纸巾。

🌸 在避难所的生活

避难所里的物资有限。就算是饮用水和食物等生活必需品，也可能在灾害发生几天后才能送到。如果在家里准备好几天份的饮用水和食物，就可以放心一些。请大家和家里人商量一下吧。另外，避难所里既有婴儿，也有老年人，为了不影响他人，一定不能大声喧哗、跑动。

在发生紧急情况时需要携带的物品清单示例
- ☐ 酒精消毒液
- ☐ 口罩
- ☐ 除菌湿纸巾
- ☐ 室内鞋（拖鞋）
- ☐ 体温计

请大家参考第62、63页的内容，和家里人一起准备应急物品吧！

第一章 生活中的卫生学

❋ **在避难所生活时，需要携带哪些物品**

避难包里要准备够3天使用的物品，一旦遇到灾害可以随时带走。大家可以把以下物品装进双肩包里，试背一下双肩包确认重量。

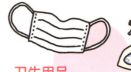

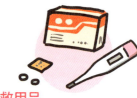

贵重物品
现金和学生证等

卫生用品
口罩、手部消毒液等

急救用品
体温计、常用药等

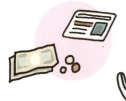

日用品
塑料袋、毛巾、纸巾、保鲜膜等

手电筒、便携式收音机、充电器、电池等

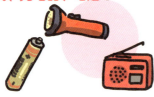

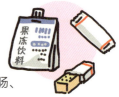

应急食品
能量棒、果冻饮料、鱼肉肠、压缩饼干等

内衣、袜子、劳保手套、室内鞋等

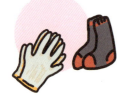

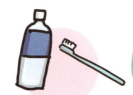

瓶装饮用水
口香糖、牙刷

> 避难所没有冰箱，食物可能会腐烂。请大家记得不要长期放置食物。

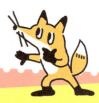

🌸 家里要储备哪些物品

按照家庭成员的人数，分别准备够1周使用的物品。

食品
压缩饼干、罐头、高温杀菌袋装食品、饮用水

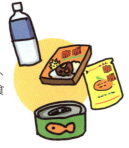

用于擦身体的大号湿纸巾等

洗手间用品
厕纸、应急马桶

餐具
塑料盘、杯子、一次性筷子等

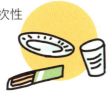

手电筒、携带式收音机、充电器、电池等

🌸 洗手间

在避难所里会搭建临时洗手间，大家一定要注意保持洗手间清洁。因为不干净的洗手间会变成传染病的源头。大家要齐心协力保持洗手间清洁，轮流打扫卫生。打扫洗手间时，一定要记得戴上口罩和手套，打扫结束后不要触碰口罩和手套外侧。

· · · · · · · · · ·

🌸 注意事项

在避难所里会有很多人一起生活，因此很容易发生传染病。如果不能勤洗手，细菌就会滋生。这就需要我们每一个人都具有保持环境清洁的意识。当感觉身体不舒服时，一定要尽早告诉周围的大人，并及时治疗，防止情况恶化。

避难生活

第一章 生活中的卫生学

缺水时应该怎么洗手呢?

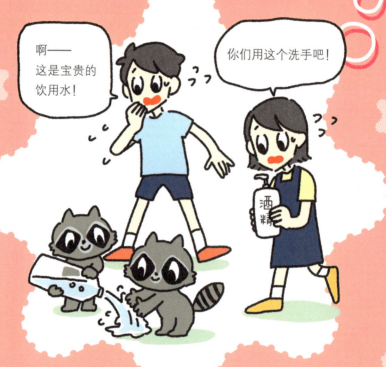

大家可以用酒精类消毒液洗手。

　　如果停水,就无法漱口、洗手,这样很不卫生。为了保持手部的卫生,大家要记得随身携带酒精类消毒液,随时给手部消毒。使用除菌湿纸巾也能获得同样的效果。

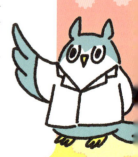

🌸 发生灾害时会停水

发生地震和台风等自然灾害时，不仅会停电，还会停水。这是因为自来水厂净化后的水，需要用电产生压力，才能运送到每家每户。如果没有自来水，日常生活中的很多方面都会受到影响，比如上洗手间、洗澡、吃饭、漱口和洗手等。为了应对停水，大家需要提前做好准备。

🌸 如果不能洗手该怎么办

如果无法勤洗手，细菌和病毒就会滋生，进而导致传染病和食物中毒。我们不能任由这种情况发生，要积极思考其他的除菌方法。大家可以去商店和超市里购买酒精类除菌喷雾、消毒凝胶和湿纸巾等，为应对灾害做好准备。

🌸 提前做准备

发生灾害时可能会停水，大家要提前做好相关准备。比如，在浴缸里储水、购买瓶装饮用水。有时候，可能需要等1周的时间才会有供水车前来供水。大家还要提前准备塑料桶，在供水车来的时候要用它接水。

🌸 酒精消毒

使用酒精消毒液给手部消毒（参考第28页）。

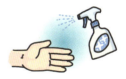

- 按压容器的喷头，将酒精消毒液喷到手上
- 先揉搓指尖
- 再仔细揉搓手掌和手背
- 指缝和大拇指也要记得认真揉搓
- 最后揉搓手腕，晾干

避难生活

第一章 生活中的卫生学

缺水时可以重复使用未清洗的餐具吗？

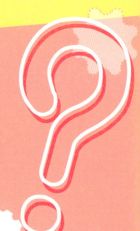

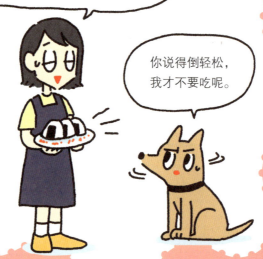

我特意准备了饭团，搭配昨天残留在盘子上的咖喱酱。

你说得倒轻松，我才不要吃呢。

未清洗的餐具会滋生细菌，不能重复使用。

不干净的餐具上很容易滋生细菌，继续使用容易发生食物中毒，因此绝对不能重复使用没有清洗的餐具。大家可以想办法避免弄脏餐具，还可以使用餐具专用酒精喷雾给餐具消毒。

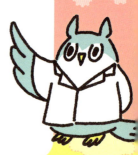

❋ 避免浪费

一般来说，每个人的日常用水量大约是3L。发生灾害时，很难保证水量充足，大家一定要记得节约用水，尽量避免浪费。吃饭时要记得不要弄脏餐具和餐桌，这样才可以简单地完成清洗。

❋ 不弄脏餐具

要用很多水才能洗净餐具。吃饭时，在餐具表面铺上保鲜膜、锡纸或耐油纸，就能避免弄脏餐具。弄脏的餐具可以先用纸巾擦干净，然后再清洗。这样就可以在短时间内用很少的水把餐具洗干净。

❋ 缺水时如何清洗餐具

大家在清洗餐具时，可以参考以下步骤，用很少的水就能洗干净。

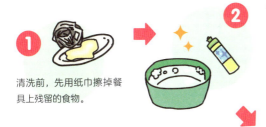

在水盆中倒入2L水，加入1.5mL的洗洁精，制作出清洗液。把餐具放进清洗液中清洗。

❶ 清洗前，先用纸巾擦掉餐具上残留的食物。

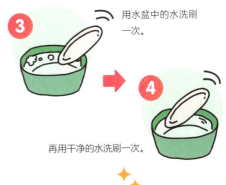

❸ 用水盆中的水洗刷一次。

❹ 再用干净的水洗刷一次。

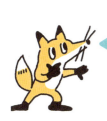

在发生灾害时，如果准备了铝箔和保鲜膜，就会很方便。

67

避难生活

第一章 生活中的卫生学

洗手间不能冲水的时候，应该怎么办呢？

"洗手间不能用了，我们少喝水吧。"

"还有其他办法吗？"

"我们要穿纸尿裤吗？"

大家要记得将普通马桶改造成应急马桶。

地震、台风等自然灾害发生时，会因为停电导致停水，洗手间就无法冲水了。如果没有注意到这一情况而使用抽水马桶，脏物就可能溢出来，会变得很难处理。当发现停水时，大家要记得将家里的马桶改造成应急马桶，这样就可以放心使用了。

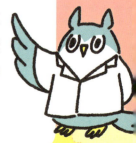

🌸 准备 ❶

如果是在家中避难，大家一定要记得将家里的马桶改造成应急马桶。应急马桶的种类有很多，大家只要准备好大的塑料袋、报纸和尿液凝固剂就可以了。尿液凝固剂的用量可以按每人每天用5次马桶计算，然后按照家庭人数准备一周的用量。比如，家里有4个人，需要准备5次×7天×4个人=140次的用量。

🌸 准备 ❷

停水时马桶无法自动蓄水。这时候直接把水倒入马桶，就可以冲走脏物。如果只用2L左右的水，可能会因为水流不强无法冲干净。如果家庭成员的人数较多，就需要用很多水。大家可以在平时养成储水的习惯，这样发生灾害时就有足够的水可以使用了。

🌼 应急马桶

将家里的马桶改造成应急马桶，需要用到大的塑料袋、报纸，还有用于凝固排泄物的尿液凝固剂。

❶ 将大的塑料袋置于马桶中。
❷ 排泄之后放入尿液凝固剂。
❸ 用报纸将凝固成啫喱状的排泄物包裹好。
❹ 然后装进带盖子的塑料桶或纸箱里，放置到户外。

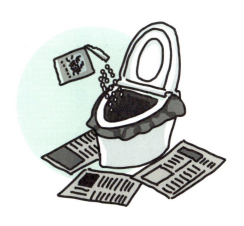

> 灾害导致的停电，或者排水管损坏，需要很长时间才能修复。大家可以设想一下灾害发生后会遇到的各种情况，提前准备好可能需要的物品。

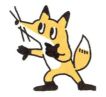

避难生活

罐头食品不会腐烂吗?

第一章 生活中的卫生学

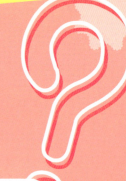

| 制作时 | 保存时 |

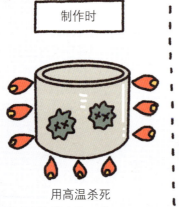

用高温杀死罐内的细菌

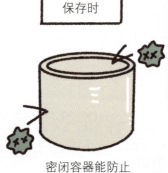

密闭容器能防止外侧的细菌进入

就算是一次买很多罐头,也不用担心。

你是没关系,不过花光零花钱的人是我吧?

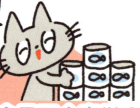

罐头食品不会腐烂。

　　罐头食品是用高温加工、在无菌环境里罐装的,所以不会腐烂。但是,如果在高温高湿,或者阳光直射的环境下保存罐头食品,会使罐体老化、变形,让微生物有可乘之机,这样一来,罐头里的食物就会变质,尤其需要注意。

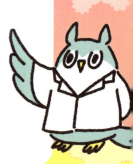

🌸 罐头食品的保质期

仔细观察会发现罐头食品的包装上也写了保质期。前文说过，罐头中的食物处于无菌状态不会腐烂，那为什么要写保质期呢？罐头上的"保质期"其实指的是最佳品尝期限。就算没有细菌，经过很长一段时间后，食物也会慢慢变得不好吃。罐头食品的保质期一般是2~3年。

➡ 关于保质期的详细信息，请参考第122、123页

🌸 应急食品的挑选方法

在购买应急食品时，最好选择保质期长，通过简单加热或烹饪就可以变得很好吃的食品。从这一标准来看，罐头食品非常适合用作应急食品。发生灾害时如果被困家中，就意味着要吃上好几天应急食品。一直吃同样的食物，不利于保持营养均衡。挑选时要注意不能大量储备同样的应急食品，可以选择不同食材、不同口味的应急食品。

🌸 滚动库存法

大家应该有过把应急食品放到橱柜里，想起来打开时却发现已经过期了的经历吧。滚动库存法会帮你解决这个问题。

准备
把足够家庭成员食用7天的食物作为应急食品储备起来。

补充购买
将减少的库存补充上。

食用
每隔一个月，从储备的应急食品中找出快过期的，打开食用。

> 罐头食品保存3年后就变得不好吃了。大家可以找一下家里有没有保存了很久的罐头食品。

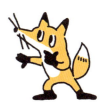

避难生活

第一章 生活中的卫生学

避难所发放的食物必须马上吃完吗？

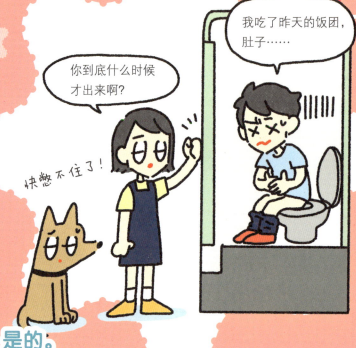

是的。
不能把食物长期放置。

在避难所生活时，大家会感觉很累，身体的免疫力也会减弱。因此，在收到发放的食物时，有时可能会不想马上就吃。但是，在没有冰箱的避难所把食物长期放置，是很危险的行为。这是因为引起食物中毒（第131页）的细菌可能会滋生。在收到发放的食物时，大家要记得马上就吃掉。

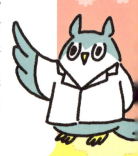

重要的事情

在避难所生活时,最重要的事情是饮食。虽然不能保证大家都吃到自己想吃的东西,不过还是要记得摄取营养,确保健康的生活。在避难所生活时,经常会出现蔬菜不足等问题,大家在准备应急食品时,可以多准备几瓶蔬菜汁。如果缺水,可能会出现经济舱综合征、脱水症或便秘等症状,所以大家要记得多喝水。

注意事项

在避难所里会有很多人聚集在一起,因此诸如病毒等传染病、食物中毒和季节性流感很容易流行。如果有一个人患病,很可能一下子传染给很多人,大家一定要记得戴上口罩。如果避难所里停水,大家要记得准备好酒精类消毒液。

点心的食用方法

避难所里常常发放压缩饼干、罐头食品和面包等点心。这些都是高糖高盐的食物,要注意合理食用。就像日常生活中大家遵守吃一日三餐和零食的时间一样,在避难所里也要安排好吃东西的时间。另外,大家还要注意不要吃太多的点心。

为了确保在避难所也可以享受食物,大家要记得保持规律的饮食。收到发放的食物后,最好立刻食用,不要有剩余。

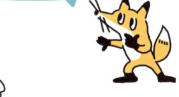

注释

经济舱综合征

如果长时间坐在狭小的空间不活动,再加上没有补充水分等,腿部的静脉就会形成血栓。血栓会堵塞肺部的血管,引起呼吸困难,甚至心肺停止。这就是经济舱综合征。

专栏

避难所里如何使用室内鞋

在很多人聚集的避难所，不能穿着户外鞋到处走动。这是因为在外面走动时，鞋底会沾上泥和水，也有可能携带病菌。穿户外鞋进出避难所，会把病菌带进避难所。但是，如果光着脚在避难所里活动，可能会受伤。

这时候，大家要记得准备好室内鞋，这样既能保持清洁，又能保护自己的双脚。大家可以将运动鞋一类的室内鞋装入塑料袋后放入应急用品包里。在避难所的入口处换上室内鞋，然后把在外面穿的鞋放入塑料袋，再拿到自己待的地方。这样既可以防止传染病，也可以避免鞋子丢失。

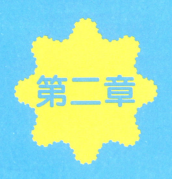

第二章

防治传染病的卫生学

本章会介绍流感等各种各样的传染病，以及预防方法。

感染的机制

为什么会感冒呢？

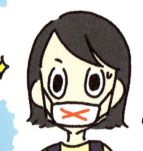
戴上口罩就不会感冒了吧……

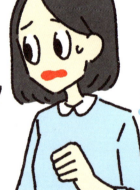
口罩太小了，不起作用……

第二章 防治传染病的卫生学

这是微生物进入人体并增殖造成的。

80%~90%的感冒是由病毒引起的。病毒等微生物被人体吸入后，会附着在鼻腔、口腔和喉咙等处的黏膜上不断增殖。人体会在微生物增殖时试图将其去除，因此会出现发烧、红肿和疼痛等症状。

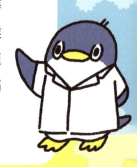

症状

感冒的正式名称是"感冒综合征"。如果患上感冒，就会出现流鼻涕、鼻塞、咽喉疼痛和发烧等症状。微生物的种类和滋生的场所，以及人体状态不同，出现的症状及其轻重程度也会不一样。有时虽然出现的症状和感冒一样，但实际上却是其他的疾病。

预防方法

预防的重点在于避免引起感冒的微生物进入人体。外出时，要记得戴上口罩；回家后，要记得漱口和洗手。另外，锻炼身体也有助于预防感冒。大家可以通过保证充足睡眠、保持饮食均衡、做运动等规律的生活方式提高免疫力。

患上感冒的过程

微生物进入人体后进一步滋生，就会引起感冒。感冒是每个人都可能患上的疾病。如果患上感冒，一定要在家里好好休息，并补充水分。

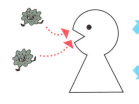
病毒等不好的微生物进入人体……

免疫力**强**时，微生物**减少** → 不会出现感冒症状，或者症状很轻

免疫力**弱**时，微生物**增加** → 出现感冒症状

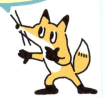
熬夜、不规律的饮食等生活方式，不利于健康哦。

注释

综合征
是指同时出现多个症状的情况。

免疫力
是指人体对抗疾病的防御能力。如果自身免疫力很强，即使有微生物进入人体，也不会出现症状，或者只出现很轻的症状。

感染的机制

什么是"感染"?

第二章 防治传染病的卫生学

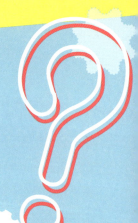

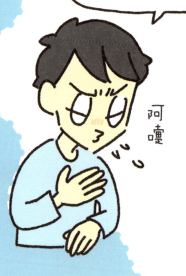

在没人的地方打喷嚏,就不会感染其他人了吧。

除了打喷嚏,还会以别的方式传播。

阿嚏

感染是指疾病传播。

病毒和细菌等微生物进入人体,在适合滋生的地方不断增殖并引起疾病,这就是感染。疾病有的可以感染,有的不会感染。而在可以感染的疾病中,引起疾病的微生物不同,感染方式也会不一样。

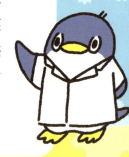

感染和发病

微生物进入人体后会引起感染，只不过有时不会立即出现症状。如果微生物进入人体后进一步增殖，并出现发烧等症状，就是发病。从感染到发病的这段时间叫作潜伏期。不同微生物的潜伏期是不一样的。感染或发病与否是由每个人的免疫力状态决定的。

感染的条件

形成感染需要三个条件：感染源，感染途径，易感人群。"感染源"是指带有病毒等病原体的食物、人或动物，也就是说感染的源头。"感染途径"是指病原体从感染源传播到人体的过程，包括接触感染、空气感染和飞沫感染。"易感人群"是指容易感染的人。

预防方法

想要预防感染，首先要注意不能接触感染源。大家要记得不要见患上传染病的人，也不要在自己感染后去见别人（医生除外）。戴好口罩，做到勤漱口、勤洗手，这样就可以阻断感染途径。大家一定要养成良好的卫生习惯。

> 不仅要保证自己不被感染，还要注意不能感染别人。

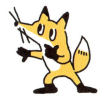

注释

病原体

是指病毒、细菌等会引起疾病的微生物。病原体进入人体后会对身体造成有害的影响，引起各种不良症状。

感染的机制

第二章 防治传染病的卫生学

传染病为什么会传染呢?

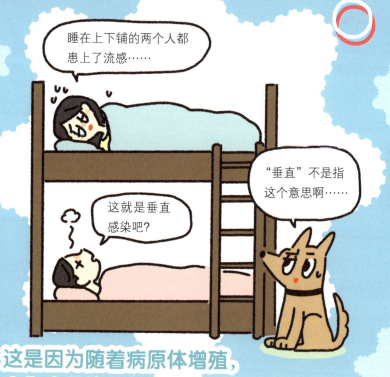

睡在上下铺的两个人都患上了流感……

这就是垂直感染吧?

"垂直"不是指这个意思啊……

这是因为随着病原体增殖，它们会寻找新的宿主，进行移动。

病原体从感染源移动到其他人的体内，就会形成传染。病原体进入人体的感染途径有两种：一种是由母亲传染婴儿的垂直感染，另一种是水平感染。不同病原体的感染途径也会不一样，有的病原体具有多种感染途径。

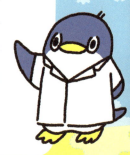

水平感染

水平感染是指病原体从感染源移动到其他人体内引起的感染。大家在日常生活中患上的传染病基本上都是水平感染。水平感染大致上包括以下五种：直接接触感染源的接触感染，吸入咳嗽或打喷嚏时溅出飞沫的飞沫感染，吸入飘浮在空气里的感染源的空气感染，病原体从口腔进入人体的经口感染，通过被污染的水、食品和昆虫等传播的媒介物感染。

垂直感染

垂直感染是由母亲传染婴儿引起的，因此也叫母婴感染。母亲和婴儿在一起的时间很长，容易形成传染病的传播链。垂直感染的来源有两种：一种是女性怀孕前就携带能引发垂直感染的病原体，另一种是女性怀孕时被感染。无论哪种情况，都会对女性腹中的胎儿产生影响。

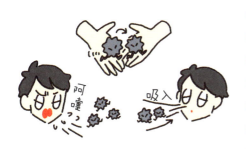

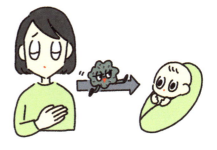

女性怀孕时免疫力会下降，因此很容易患上传染病。

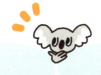

注释

感染途径

是指病原体（有害的微生物）进入人体的过程。

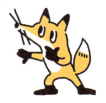

第二章 防治传染病的卫生学

感染途径的种类

通过水平感染和垂直感染的方式进行传播的传染病，包括很多感染途径。不同病原体的感染途径也会不一样。接下来，让我们看一下感染途径都有哪些吧。

水平感染

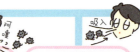

接触感染

用手触摸感染者的唾液或其接触过的门把手和毛巾等物品后，再触摸自己的眼睛、鼻子、口腔黏膜，病原体就会进入自己体内，引起感染。

代表性传染病

诺如病毒、流感、急性出血性结膜炎等。

预防方法

勤洗手，对公共场所和公共物品消毒。

飞沫感染

如果感染者咳嗽或者打喷嚏，病原体就会飞溅到感染者的周围环境中。一般来说，咳嗽或者打喷嚏时病原体的飞溅距离大约是2m。如果周围的人吸入病原体，就会引起感染。

代表性传染病

流感、百日咳、流行性腮腺炎等。

预防方法

漱口，戴上口罩。

空气感染

是指因为吸入空气中飘浮的病原体而引起的感染。感染者咳嗽或者打喷嚏时会喷出含有病原体飞沫，飞沫中的水分蒸发后会留下又小又轻的病原体，长期飘浮在空气中。

代表性传染病

结核、麻疹、水痘、流感等。

预防方法

利用加湿器调节湿度，勤通风换气。

经口感染

是指因为食用带有病原体的食物或饮品而引起的感染。经口感染也叫食物中毒。有时候，感染者粪便中含有的病原体也会通过口腔进入人体。

代表性传染病

诺如病毒、肠出血性大肠杆菌感染（O-157）、沙门氏菌感染等。

预防方法

在做饭和吃饭之前洗手，食物要充分加热后食用。

垂直感染

胎内感染
胎儿在母体内被感染。

代表性传染病
风疹等。

产道感染
胎儿在出生的过程中被感染。

代表性传染病
乙肝、艾滋病等。

母乳感染
胎儿在出生后,因为喝了含有病原体的母乳而被感染。

代表性传染病
成人T细胞传染病、艾滋病等。

媒介物感染
是指因为接触到被病原体污染的水、食品、血液和昆虫等,进而引发感染。媒介物本身并不是病原体,它们只是病原体的携带者。

代表性传染病
霍乱、疟疾等。

预防方法
洗手、消毒;避免直接触摸别人的血液。

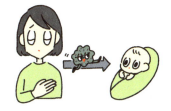

感染方式有很多种。

注释

黏膜
　　位于鼻腔、口腔、眼睛等部位,未被皮肤覆盖的柔软膜状组织。

> 感染的机制

病毒是一种病原体吗?

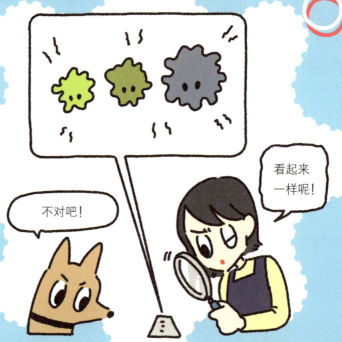

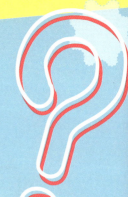

病毒是一种病原体。

大家一定听大人说过：手上有很多病原体。病原体是对可以引起疾病的微生物的总称。微生物主要包括病毒、细菌和霉菌（真菌），它们都不能被肉眼看到。

第二章 防治传染病的卫生学

🌼 有什么不一样呢?

在微生物中,既有好的微生物,可以用来制作酸奶和纳豆等;也有不好的微生物,比如引起感冒等疾病的病菌。

细菌是体积比病毒大的微生物。制作酸奶和纳豆时用到的微生物就属于细菌。

大小不一样

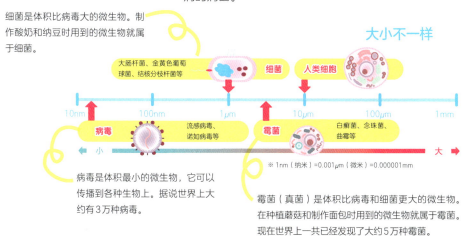

病毒是体积最小的微生物,它可以传播到各种生物上。据说世界上大约有3万种病毒。

※1nm(纳米)=0.001μm(微米)=0.000001mm

霉菌(真菌)是体积比病毒和细菌更大的微生物。在种植蘑菇和制作面包时用到的微生物就属于霉菌。现在世界上一共已经发现了大约5万种霉菌。

🌼 引起疾病的微生物种类

因为大小和结构不同,病毒、细菌和霉菌(真菌)的增殖方式也不一样。

病毒	大小	20nm左右(大约是细菌体积的1/50)
	结构	没有细胞,结构简单
	增殖方式	进入其他生物内部,进行增殖
细菌	大小	1μm左右
	结构	由1个细胞构成的单细胞生物
	增殖方式	细菌可以在有养分和水分的条件下,通过自体分裂增加数量
霉菌(真菌)	大小	6~10μm(在三者中最大)
	结构	由几个细胞构成。广泛存在于人体、房屋、食物等很多地方
	增殖方式	霉菌会伸出丝状物(菌丝),一边分枝,一边增殖

不好的微生物被称为病菌。

传染病的种类

动物可以传染人类吗?

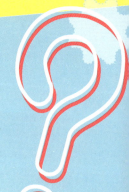

> 好可爱，亲亲！我要抱着你睡觉。

> 主人，冷静一下。这样做是不对的！

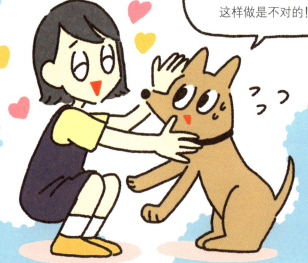

可以传染！

由动物传染给人类的传染病被称为"动物源性传染病"。病原体不同，引起的传染病也不一样。既有人和动物都会发病的动物源性传染病，也有动物即使感染也不会发病，但人会发病的动物源性传染病。一般来说，以前没有发现过的新型传染病很多都是动物源性传染病。

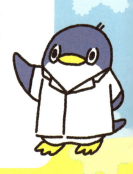

第二章 防治传染病的卫生学

感染途径

动物源性传染病不是人类传染给人类的，而是动物传染给人类的。这种传染病的感染途径分为直接传播和间接传播两种。据说世界上共有200多种动物源性传染病。在国外可能会有本国没有的动物源性传染病，因此大家一定不要随便从国外带动物回国。

直接传播

直接传播是指人类被动物咬伤、抓伤等，导致病原体从感染源（动物）直接传染给人类。直接传播包括狂犬病、猫抓病、披衣菌症、鼠疫等。不只是狗和猫，鸟类、兔子和爬虫类等宠物都可能携带可以传染给人类的病原体。大家要记得不要用给宠物喂食的勺子吃饭，或者是和宠物一起泡澡。

间接传播

间接传播即不是由动物直接传染人类，而是通过蚊子或跳蚤等传染人类。间接传播包括：蚊子、跳蚤和蜱虫携带病原体并传染给人类；从动物体内排出的病原体传播到水和土壤中，或者是人类食用被病原体污染的肉和鱼等食物而导致的传染。间接传播包括登革热、诺如病毒等。

和宠物一起生活时的注意事项

① 不要和宠物同吃同睡
② 勤给宠物刷毛、剪指甲，勤打扫笼子
③ 宠物排便后要立刻清理
④ 触摸宠物后一定要记得洗手
⑤ 不给宠物喂食生肉
⑥ 勤换气

传播

是指病原体传染的过程，即病原体从动物传染给人类的路径。

注释

87

传染病的流行

第二章 防治传染病的卫生学

什么是"流行"？

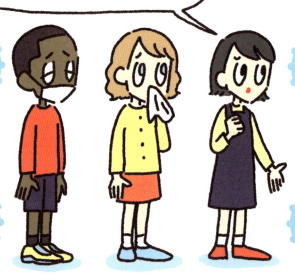

老师！我们班也有很多人感染了！

很多人患上相同的传染病。

　　流行是指在特定时期内，某个地区的感染人数异常增加。感染人数会随着病原体的种类和传播地域的差异发生波动。比如，流感病毒在干燥环境中的存活率较高，所以一般会在冬天流行。

🌼 传染病流行的原因

除了温度和湿度等环境条件，居住环境和交通也会影响感染。在人口聚集的地方，传染病很容易大规模流行。有时候会出现无症状感染者，他们不会意识到自己已经被感染。如果在这种情况下外出，就可能使感染进一步扩散。

🌼 全国（全球）性流行

全国（全球）性流行，是指传染病在全国范围或者世界范围内发生大规模流行，出现很多感染者。根据传染病的流行规模划分，除了全国（全球）性流行（Pandemic），还有只在小范围地区内传播且具有季节性特征的地方性流行（Endemic），流行范围和感染人数介于二者之间的是大规模流行（Epidemic）。

🌼 地方性流行

在四季分明的地方，气温和湿度会随着季节的变化而改变。每个季节流行的传染病种类也不一样。比如，冬天流行流感和诺如病毒，夏天流行游泳池热和手足口病。只有掌握了传染病的流行规律，才能事先进行预防接种、准备药物，从而防止流行暴发。

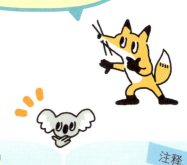

为了防止感染人数进一步增加，所有人都必须小心预防。

预防接种
给健康的人接种疫苗，使人体在不发病的状态下产生抗体，获得特异性免疫。

注释

传染病的流行

流感为什么每年都会流行?

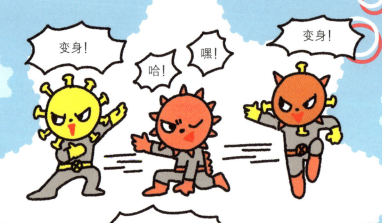

流感病毒会不断改变形态。

流感是由病毒引起的传染病。为了生存,流感病毒每年都会改变形态。因此,即使去年得过流感的人,今年也可能再次感染。希望大家都可以了解流感的这一特性,尽量避免患上流感,如果不小心被感染,也要注意不要传染他人。

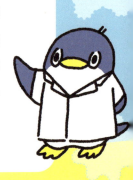

🌸 病因

流感病毒可以分为甲、乙、丙、丁四种类型，不论哪种流感病毒每年都会发生细微的变化。即使患过流感且有了抗体，或者已经接种流感疫苗，也有可能再次感染。这是因为病毒的形态已经发生变化，但是人体尚未产生应对新病毒的有效抗体。此外，干燥寒冷的环境有利于流感病毒存活，所以流感容易在冬天流行。

🌸 症状

流感的症状有明显的特征：突然发高烧到38℃以上、关节痛、肌肉痛、头痛等。流感的症状和普通的感冒略微不同。有时候，流感还会伴随肺炎、脑炎等并发症，进而导致病情加重。大家如果出现发高烧、异常疲惫等症状，一定要记得到医院接受检查。流感可以通过预防接种、漱口洗手、戴口罩来预防。

🌸 感染的过程

与其他传染病相比，流感从感染到发病的时间很短。如果确定自己患上了流感，就要请假休息。即使退烧了，也要在家里多休息两天。

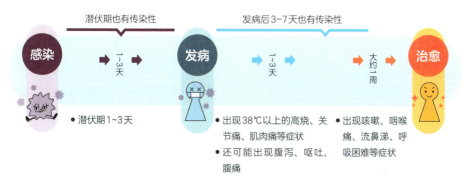

家庭成员中如果有一人患上流感，其他成员可能都会被感染，一定要做好预防。流感高发季外出时，要记得戴好口罩，勤漱口、多洗手。

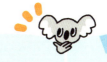

注释

抗体

在病毒和细菌等异物进入人体后，人体会针对异物产生与之对抗的物质，尝试把异物赶出人体。

传染病的预防

传染病可以被消除吗？

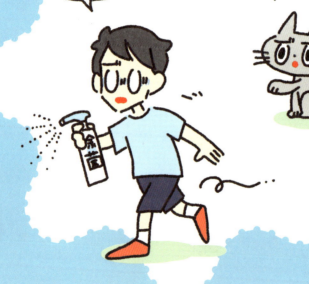

想要完全消除传染病是不可能的。

生活中处处存在会引发传染病的病原体。想要完全消灭病原体，进而清除传染病，这是不可能完成的任务。我们只能努力使自己不被感染，即便感染也能阻断传染病扩散，绝不能被传染病打败。

和传染病战斗到底

从很久以前开始,传染病就一直威胁着人类的健康。在人类历史上,曾经发生过数次传染病大规模流行,夺去了很多人的生命。在对抗传染病的过程中,人类不断开发疫苗、研究药物,并推广漱口和洗手等预防措施。终于使一些传染病(比如天花),随着预防接种的普及而消失。

传染病的克星

病原体总是试图在人体内增殖并存活下去。如果病原体不能持续增殖,总有一天会消失。我们的身体具有阻止病原体增殖的机制,这就是免疫。如果免疫切实发挥作用,那么即使病原体进入人体,人体也可以战胜它们。预防接种就是一个有效的方法。

天花

天花是世界上首个被人类成功消灭的传染病。消灭它的条件有三个:

①如果感染,几乎所有人都会发病;

②只感染人类;

③已经研制出很有效的疫苗。

小儿麻痹症和麻疹等传染病也符合上述三个条件,因此人们很期待有一天可以完全消灭这两种传染病。不过,截至目前,除了天花之外,人类还没有成功消灭过其他传染病。

我们必须妥善处理好与传染病的关系。

注释

疫苗

疫苗是利用病原体制作而成的预防性生物制品。通过接种疫苗,可以在人体中形成对抗疾病的保护物质。

传染病的预防

第二章 防治传染病的卫生学

怎么才能不被传染呢？

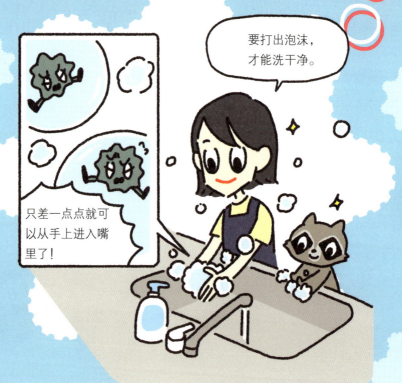

只差一点点就可以从手上进入嘴里了！

要打出泡沫，才能洗干净。

不患上传染病几乎是不可能的。

任何人都可能会患上传染病。发病与否主要看传染病流行时的身体状态。不过，我们可以通过消除感染源、切断感染途径、提高身体免疫力等方式，来降低患上传染病的风险。接下来，我们就来看一下预防传染病的方法吧。

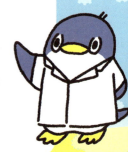

🌟 传染病预防三原则

如果满足"感染源"（病原体）、"感染途径"和"易感人群"这三个条件，就会形成感染（→第79页）。如果可以消除其中一个条件，我们就可以预防感染。尤其是切断感染途径，这还有利于阻止传染病扩散。为了不患上传染病，大家一定要了解自己可以做的事情，积极采取对策。

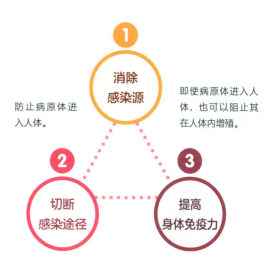

通过消毒和除菌，消除病原体。

防止病原体进入人体。

即使病原体进入人体，也可以阻止其在人体内增殖。

❶ 消除感染源

想要消除感染源，最重要的是通过消毒和除菌来消除病原体。被感染的人、其他动物、昆虫和食物等都是感染源。我们可以通过调节温度和湿度，创造出不利于病原体生存的环境，阻止感染源（病原体）增殖，并防止病原体接近人类。总之，不接触感染源就是最好的预防方法。

消毒

用酒精消毒能有效消除感染源。另外，避免与感染者待在同一个房间，也是不接触感染源的一个方法。

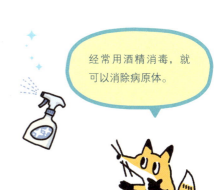

经常用酒精消毒，就可以消除病原体。

第二章 防治传染病的卫生学

❷ 切断感染途径

首先，大家要记得用肥皂洗手，并用水将手冲洗干净，从而防止病原体进入人体。其次，可以通过漱口、戴口罩、勤通风、不和别人共用毛巾等物品、不去人多的地方等方式，来切断感染途径。

防止感染扩散

预防传染病可以从两个方面着手：一方面，要注意保护自己、防止感染扩散，尤其要注意保护身边免疫力弱的人；另一方面，如果自己的免疫力高，把传染病传播给身边人的风险也会降低。因此，大家要记得养成有规律的生活习惯、进行预防接种、锻炼身体，从而防止感染扩散。

口罩的正确戴法

一般来说，咳嗽或打喷嚏时喷出的飞沫能飞溅大约2m远。如果没有正确佩戴口罩，就不会起到防护作用。戴口罩时要让口罩完全覆盖鼻子和嘴，尽量不留空隙。当社交距离小于2m时，尤其需要注意。

❶ 要根据脸部的大小选择合适的口罩。

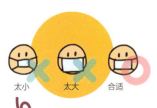

太小　太大　合适

如果鼻子露在口罩外面，或者是口罩和脸之间有缝隙，那就说明口罩的大小不合适。

❷ 口罩可以完全覆盖从鼻子上方到下巴的范围。

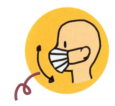

如果口罩表面有褶皱，要记得拉开褶皱。

❸ 如果口罩靠近鼻子的部分有支撑部件，要沿着鼻子的轮廓进行弯折。

要保证口罩的上边缘贴合鼻子。

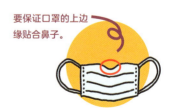

❸ 提高免疫力

即使病原体进入人体，也不一定会出现症状。通过补充营养、充分休息、提高体力和免疫力，就能预防传染病。婴儿、老年人、病人的免疫力较弱，患上传染病的风险会更高。这类人群可以通过接种针对某种传染病的疫苗，来提高自身的免疫力。

提高免疫力的方法

提高免疫力的方法有很多种，成人和儿童提高免疫力的方法是不一样的。接下来我们会介绍一些适合学生的方法。

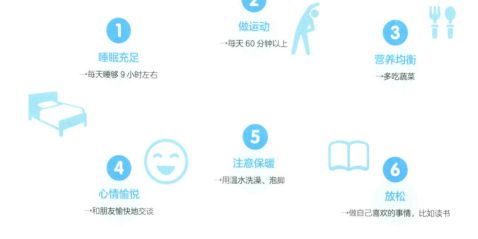

1 睡眠充足
→每天睡够9小时左右

2 做运动
→每天60分钟以上

3 营养均衡
→多吃蔬菜

4 心情愉悦
→和朋友愉快地交谈

5 注意保暖
→用温水洗澡、泡脚

6 放松
→做自己喜欢的事情，比如读书

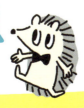

预防传染病需要我们做很多努力。

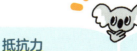

抵抗力
是指自身对抗疾病的能力。

注释

传染病的预防

第二章 防治传染病的卫生学

我们能避免"一人感染，传染全家"吗？

我们兄弟俩感情很好，所以我们一起洗澡，用同一块浴巾。

而且总是在同一时间感冒！

哈哈…… 哈哈……

这样不好吧……

浴巾还是分开用比较好。

可以避免。

传染病病人的唾液、手部都携带病原体，他们使用过的餐具和毛巾等物品上，也可能携带病原体。为了防止二次感染，大家要注意不能跟病人共用这些物品，清洗餐具和毛巾时也要戴好橡胶手套。

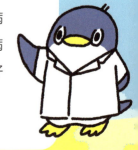

家庭内感染

很多时候，人们是在家庭内感染上传染病的。如果自己或者某一个家人感染了传染病，为了避免传染给其他家人，这时候应该让感染者单独在一个房间内生活。而对于洗手间和洗漱台等大家共用的场所，应该频繁地进行消毒和换气。此外，口罩和擦过鼻涕的纸巾上都隐藏有病原体。因此，大家要注意把感染者的垃圾单独放到一个袋子里，并进行有效密封。

如果朋友患上传染病

每个人都有可能患上传染病。如果自己的朋友患上传染病，最重要的是和平常一样跟朋友打招呼。大家在知道朋友患上传染病后，有可能会感到害怕，不再和朋友说话，想要避开朋友。但是，这时候大家应该想象一下如果是自己患上传染病，会希望别人怎么对待自己。再想一下自己可以为朋友做什么事情，然后采取行动。

感染者的正确生活方式

患上传染病的人要注意好好休息，积极采取应对措施，防止传染家人。另外，还要注意保持周围环境的清洁。

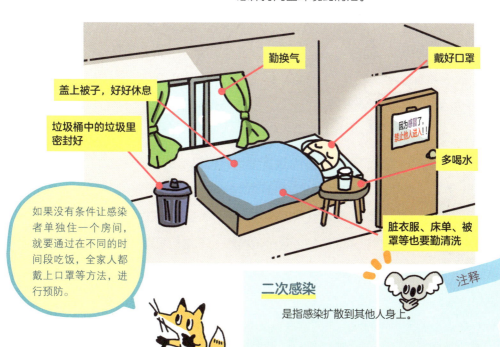

- 勤换气
- 戴好口罩
- 盖上被子，好好休息
- 垃圾桶中的垃圾里密封好
- 多喝水
- 脏衣服、床单、被罩等也要勤清洗

如果没有条件让感染者单独住一个房间，就要通过在不同的时间段吃饭，全家人都戴上口罩等方法，进行预防。

注释

二次感染 是指感染扩散到其他人身上。

传染病的预防

第二章 防治传染病的卫生学

有什么措施能防止感染扩大吗?

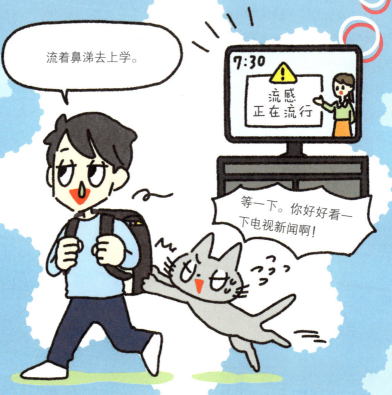

这样做能防止感染扩大。

我们无法通过肉眼看到引起传染病的病原体,所以在不知不觉之间感染可能就会扩大。为了防止感染扩大,政府会采取很多对策。大家可以了解一下政府都采取了什么对策,再想一下自己可以做些什么,从而防止感染扩大。

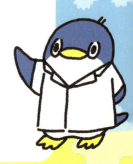

🌸 政府的对策

政府会调查在什么地区有什么传染病正在流行，在掌握实际情况的前提下，通过采取一些必要的措施防止感染扩大。比如，通过新闻告知大众如何预防传染病，停课或封闭学校，推进预防接种等。

🌸 入境管理措施

为了防止正在其他国家大规模流行的传染病进入本国，政府会从入境管理上采取措施。针对从传染病流行地区来的人，以及从该地区回国的本国人，在机场和港口等地检查他们是否患上了传染病。因为要等一段时间才能拿到检查结果，所以这些人会被安置在临时住所，从而避免他们和其他人接触。

🌸 个人可以做到的预防措施

很多传染病是由人传播给人的。如果感觉自己患上了传染病，就要采取不外出、好好休养、戴上口罩等措施，从而避免感染扩大。另外，为了防止自己患上传染病，也应该在日常生活中注意采取预防措施，比如，回家时漱口和洗手，外出时戴上口罩，等等。

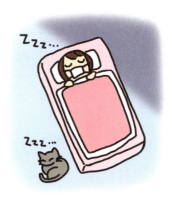

大家可以了解一下政府为了防止感染扩大都采取了什么对策，然后自己也要积极行动起来。

传染病的预防

第二章 防治传染病的卫生学

什么是"隔离"？

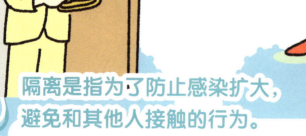

谢谢你给我带了课堂笔记。我用这个拿一下。

好厉害。自主隔离得很彻底。

隔离是指为了防止感染扩大，避免和其他人接触的行为。

如果患上了会在人与人之间传播的传染病，就要避免和其他人接触，这样才能防止感染扩大。"隔离"一般有两种方式：一种是隔离感染者，避免感染者和其他人接触；另一种是隔离易感人群（因患病导致免疫力降低，容易感染传染病的人）。

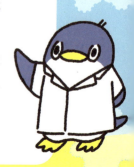

感染源隔离

是指为了避免感染者和其他人接触，把感染者隔离的措施。当家人患上流感等传染病时，可以将感染者单独隔离在一个房间里，防止家庭内感染。如果患上了埃博拉出血热和结核等感染性强、容易重症化的传染病，就要按照有关部门的要求把感染者送到指定医院进行隔离。医院内部也会分不同的区域安置传染病患者和非传染病患者。

预防隔离

是指将尚未被感染的易感人群隔离起来，避免这些人接触病原体。比如，正在进行抗癌治疗的人，其免疫力会降低，如果这类人患上传染病，症状就会加重。因此，要把这类人同感染者或者病原体携带者隔离开。

注意事项

因为隔离期间不能接触家人和朋友，会让一些人感到不安。家人或者朋友的关心能缓解这种情绪，大家可以通过询问病情或者聊天的方式，让被隔离者安心。此外，传染病治愈意味着隔离即将结束，需要做好恢复日常生活的准备。隔离生活和日常生活有很大不同，身体和心理都要准备好，才能很快适应。

必须和其他人分开生活，确实会让人不知所措。

针对传染病，大家必须有"不被传染"和"不传染别人"的意识。如果患上传染病，一定要请假，在家里好好休息，直到治愈。

传染病的预防

第二章 防治传染病的卫生学

为什么要接种疫苗呢？

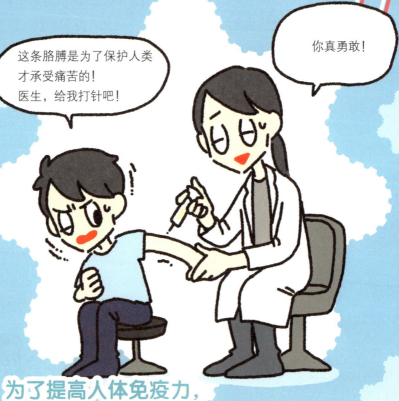

为了提高人体免疫力，避免患上传染病。

预防接种，是指把疫苗（利用病原体制成的预防性生物制品）注射到人体，从而提高人体免疫力。预防接种可以降低传染病的致死率，防止群体感染，进而减轻传染病的危害程度。

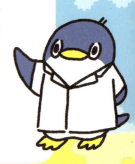

效果

预防接种的效果有两种：一种是预防传染病，接种了疫苗的人即使患上传染病，也是轻症；另一种是让大多数人获得免疫力，这样一来，即使有人感染，也不会传染给身边的人。预防接种发挥的重要作用已经显现：不仅降低了传染病的致死率，个别曾经流行的传染病也被消灭了。

接种次数

不同传染病的预防接种次数是不一样的，有的接种一次就行，而有的需要每年都接种。按照规定的次数和剂量进行接种，人体内就会形成免疫力。免疫力形成后，会在人体内留下免疫记忆，一般就不需要再次接种了。而像流感这种病原体形态每年都会发生细微变化的传染病，就需要对每一年将要流行的病原体形态进行预测，制作出相应的疫苗，然后再次接种。

什么是疫苗

疫苗是利用病原体制作而成的生物制品，人类和动物接种疫苗后，可以在体内形成对抗特定传染病的免疫力。用于预防接种的疫苗，是通过减弱病毒和细菌等微生物的毒性，或者使其失活制作而成的。人体接种疫苗后，可以获得免疫力，因此很难患上对应的疾病，就算是患上疾病，也是轻症。

成人的预防接种

成人患上麻疹和水痘，很可能会出现严重的症状。孕妇患上风疹，可能会影响胎儿。预防接种是避免这种情况发生的最优解。准备出国的人，必须按照有关规定接种疫苗。

第二章 防治传染病的卫生学

🌟 群体免疫

如果大多数人通过预防接种获得抗体，没有抗体的人与感染者接触的机会就会因此减少。为了避免传染病在某个群体内传播，必须让一定数量的人具有抗体。以麻疹为例，只有当95%以上的人都具有抗体时，才能预防传染。传染病的感染能力越强，就需要越多的人具有抗体，这样才能防止感染扩大。

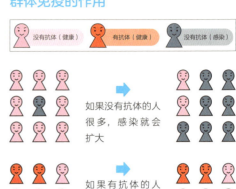

群体免疫的作用

如果没有抗体的人很多，感染就会扩大

如果有抗体的人很多，没有抗体的人几乎不会患上传染病

🌟 免疫的机制

巨噬细胞
可以吞噬病原体，将其分解，并向其他细胞传递病原体的信息

病原体
从外部进入人体的病毒、细菌等

辅助性T细胞
基于巨噬细胞传递的信息，向B细胞发出指令，命令它生成可以对抗病原体的抗体

B细胞
细胞发生变化，生成抗体。当相同的病原体再次进入人体时，它可以快速生成大量抗体

指挥部

指挥

杀伤T细胞
一边移动，一边寻找被病原体感染的细胞，并将其破坏

指挥

生成

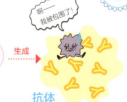

啊——我被包围了

抗体

积极进行预防接种，就可以保护婴儿和老年人。

免疫
是指在细菌和病毒等微生物进入人体时，人体形成的保护机制。

注释

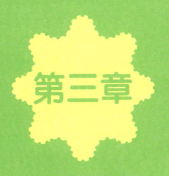

第三章

食物的卫生学

本章主要介绍食物和健康的关系，以及预防食物中毒的方法。

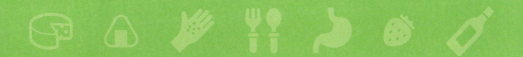

食品安全

第三章 食物的卫生学

食物为什么会腐烂呢?

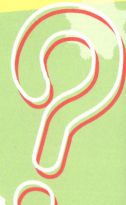

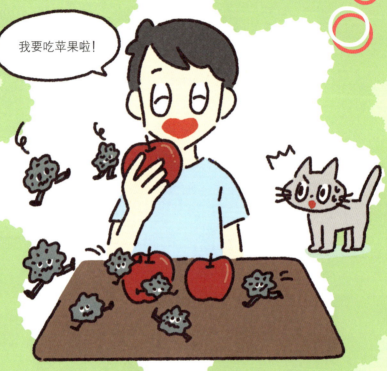

我要吃苹果啦!

因为微生物增殖会破坏食物。

空气里有很多微生物。这些微生物会在食物中繁殖,数量不断增加。不断增殖的微生物会破坏食物,把食物变成不宜或不能食用的状态。这种状态就叫"腐烂"。

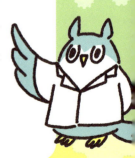

腐烂的条件

当食物满足营养充足、温度适宜、水分适量这几个条件时，就会滋生微生物。微生物会破坏碳水化合物和蛋白质，促进食物分解，并使其腐烂。

腐烂的特征

如果微生物开始滋生，食物中含有的碳水化合物和蛋白质就会被分解，食物就会变色，释放出酸味，然后变黏。这就是我们通常说的腐烂。如果人们吃下腐烂的食物，可能就会出现腹泻和呕吐的症状。

腐烂的过程

微生物无处不在，而且无法完全被消除。只要满足条件，微生物就会滋生，并使食物腐烂。

① 微生物附着在食物上 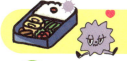 ② 食物被放到适合微生物增殖的环境中   ③ 微生物开始增殖

⑤ 人吃下后，感觉很难受 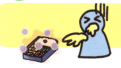 ④ 食物继续被分解

出现很多变化：变色，变味，变黏等

大家要弄清楚适合微生物生存的条件，注意把食物放在微生物无法增殖的环境中，这一点很重要。

微生物

几乎无法用肉眼看到的微小生物，包括霉菌、细菌和病毒等。

注释

食品安全

第三章 食物的卫生学

含有细菌或发霉的食物能吃吗？

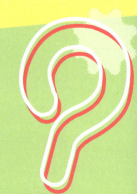

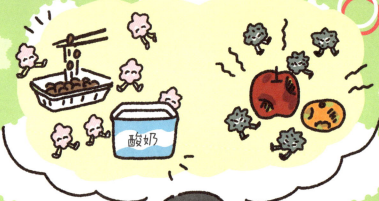

吃下去　　没问题吗？

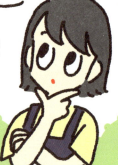

有的能吃，有的不能吃。

　　有时候，人们会利用微生物改变食物的风味，或者提高食物的营养价值。这种食物叫作"发酵食品"。发酵食品有利于人体健康，可以适量食用。

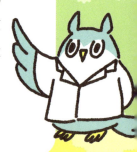

🌸 腐烂和发酵的区别

不管是腐烂还是发酵,都是因为微生物滋生导致食物被分解,然后产生变化。它们之间的区别在于:腐烂的食物对人体有害,而发酵食品对人体有益。它们之间的区别源自食物和微生物的不同组合方式。

🌸 发酵食品

很久以前,人们就开始利用霉菌和酵母制作发酵食品。比如,利用纳豆菌使大豆发酵制成的纳豆,还有利用乳酸菌使牛奶发酵制成的酸奶等。大部分发酵食品都能保存很久,但并不意味着它们永远不会腐烂。

能吃的食物
发酵食品

合理选择发酵食品,就可以吃到风味更佳且有利于健康的食物。

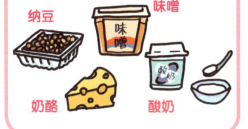

纳豆　味噌　奶酪　酸奶

不能吃的食物
腐烂的食物

食物腐烂会出现霉菌,释放刺鼻的气味,或者变黏。如果吃下腐烂的食物,会危害身体健康,因此大家一定要注意,不能吃腐烂的食物。

发霉的面包

发霉的年糕

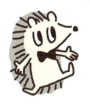
我们要在食物尚未过期、最美味的时候把它吃掉。

注释

发酵
　　是指人们利用微生物,使食物变得对人体有益(味道好、营养丰富等)的过程。

酵母
　　酵母是一种微生物,是以单细胞的形态存在的一类真菌。

食品安全

第三章 食物的卫生学

年糕为什么会发霉呢?

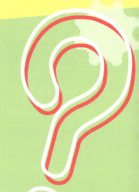

啊!年糕发霉了……

霉菌还在年糕上写出了"不要吃啊"的字样……

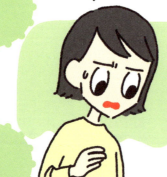

这是因为
年糕为霉菌滋生提供了有利的条件。

霉菌滋生的条件包括:温度、湿度、空气和养分。年糕里富含蛋白质、脂质和水分,这些是霉菌最喜欢的营养成分。在这些营养成分的滋养下,霉菌会快速增殖。霉菌增殖时会生出菌丝,在肉眼看不到的地方可能也有菌丝,所以千万不能刮掉发霉的部分后继续食用。

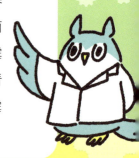

霉菌的特征

年糕中滋生的霉菌（真菌）之所以会呈现白色、绿色等多种颜色，是因为这些霉菌不止有1种，而是很多种。霉菌主要包括黑霉菌、青霉菌、红霉菌、黄曲霉菌等。霉菌会引起食物中毒或者过敏的症状，还会将孢子释放到空气中。如果孢子附着在食物上面，就会生出菌丝。当菌丝长到肉眼可见的程度时，才会被人们发现。

适合霉菌生存的温度是20~30℃。如果温度上升到36℃以上，霉菌就无法继续增殖。但是，这并不是说温度上升以后，已经滋生的霉菌就会被消灭。另外需要注意的是，有的霉菌可以在低温中生存，它们会在冰箱里滋生。水分越多，越适合霉菌生存，如果湿度超过80%，霉菌就会迅速滋生。霉菌本身无法生成养分，它们要在有养分和氧气的环境中才能生存。

霉菌的生长方式

1 如果满足了适合霉菌生存的所有条件，年糕中就会滋生多种霉菌。

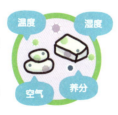

2 霉菌在年糕中生出菌丝。

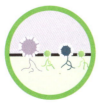

霉菌的预防

有很多可以预防霉菌滋生的方法，比如，在不直接触碰年糕的前提下，将芥末放入保存年糕的容器里；把年糕浸泡在水中、冷冻或风干保存。无论哪一种方法，都是通过避免满足适合霉菌生存的条件，来延缓霉菌滋生。

> 现在大家明白为什么长了霉菌的食物就不能再吃了吧。为了避免浪费食物，要采取适当的方式，防止霉菌滋生。

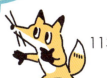

食品安全

第三章 食物的卫生学

可以防止食物腐烂吗?

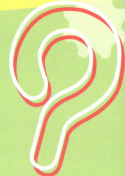

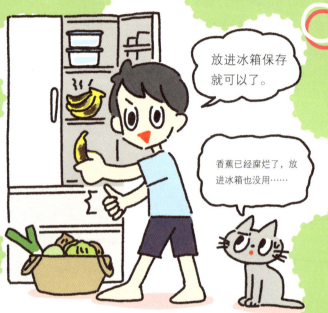

放进冰箱保存就可以了。

香蕉已经腐烂了,放进冰箱也没用……

自然环境中到处都是微生物,因此不可能完全防止食物腐烂。

我们很难把微生物彻底消灭,也不可能杜绝食物腐烂。不过,我们可以通过避免微生物附着食物、破坏微生物生存的环境等方式,来延缓食物腐烂的速度。而避免浪费的最好办法就是在食物腐烂前吃掉它。

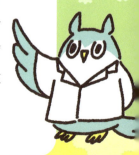

🌼 如何防止食物腐烂

如果缺少任何一个微生物滋生的必要条件（营养、适宜的温度、适量的水），微生物就很难继续滋生。适合不同微生物滋生的环境也不一样，因此我们需要根据食物的种类选择最恰当的保存方法。

🌼 低温保存

一般来说，对人体有害的微生物大多适合在30~40℃的温度下生存。因此，我们可以把食物放进冰箱里低温保存，从而延缓食物腐烂。如果想长期保存，则可以采取冷冻保存（-15℃以下）的方法。

🌼 保存方法

除了冷藏和冷冻之外，还有很多其他可以防止食物腐烂的保存方法。常用的保存方法包括：脱水干燥，减少食物中的水分；加热杀菌，杀死微生物或使其停止活动。

冷冻（-15℃以下）
冰激凌、冷冻食品

冷藏（10℃以下）
饮料、鸡蛋、豆腐、黄油、味噌等

冰鲜冷藏（5~-1℃）
食用肉类、鱼、火腿、香肠、鱼糕、奶酪、酸奶等

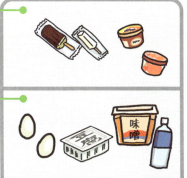

干燥处理（包括风干等自然干燥方式和加压等人工干燥方式）
干香菇、水果干、速溶咖啡等

加热处理（用大约120℃加热4分钟左右）
鱼罐头、果酱罐头、袋装速食咖喱等

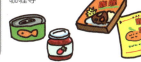

新式冰箱有很多单独的空间。每一个空间都可以设置不同的温度。

➡ 更多详细的保存方法，请参考第162、163页

食品安全

草莓果酱可以长期保存吗?

第三章 食物的卫生学

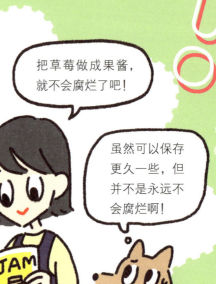

可以,因为缺少"水分",使得微生物不能滋生。

草莓果酱是在锅里放入大量砂糖,加入草莓后熬煮而成的。砂糖具有很强的吸水性,会不断吸收草莓中的水分。微生物会因为水分不足放慢滋生的速度,这样一来,草莓就不容易腐烂了。

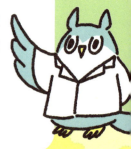

🌸 特征

微生物利用食物中的"自由水"溶解养分，然后增殖。如果在食物中加入砂糖，水分就会被砂糖吸走。和砂糖结合在一起的水叫作"结合水"。砂糖的含量越高，食物中的结合水含量就越多，自由水就越少。这样一来，微生物就很难滋生。果酱里的砂糖可以形成很多结合水，所以果酱可以保存很长时间。利用相同的原理，盐也能用来保存食物。这两种保存方法分别被称为"糖渍"和"盐渍"。

🌸 糖渍保存的原理

在食物中加入砂糖和盐等容易和水结合的调味料，可以延长食物的保存期。接下来，我们将介绍糖渍保存的原理。

❶ 微生物利用食物中的自由水进行增殖。

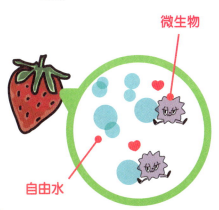

❷ 因为渗透的作用，砂糖和水会结合在一起，形成结合水。微生物需要的水分因此消失了。

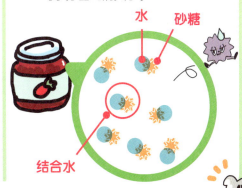

微生物和人一样，没有水就活不下去。

注释

渗透

是指水分子经半透膜扩散的现象。浓度低的一侧的水会向浓度高的一侧移动，从而使半透膜两侧的浓度达到动态平衡。

食品安全

在冷冻室里放了两年的冰激凌还能吃吗?

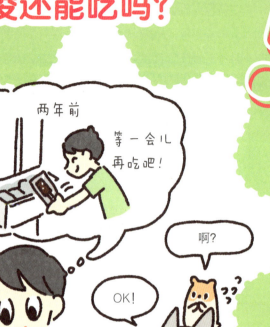

如果一直放在冷冻室里,那就没问题!

当温度降到-10℃以下,大多数微生物就会停止活动,无法继续增殖。放在冷冻室里的冰激凌,一直处于-15℃以下的环境中,因此不会腐烂。即使放了很久再吃,也没什么问题。

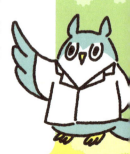

❁ 冷冻保存的特征

把食物放进冰箱，可以长期保存。这是因为，在-5℃左右的温度下，大部分微生物的增殖会减缓；而当温度降低到-10℃以下，微生物就无法增殖了。

❁ 注意事项

从超市买的冰激凌在拿回家的路上会轻微融化，开关冰箱会使冰箱内的温度发生变化，虽然微生物无法在低温环境中增殖，但受其他因素的影响，冰激凌的风味仍然会变差。因此，就算是冷冻食品也要尽快食用，这样才能品尝到最佳风味。

❁ 融化后可以再次冷冻吗

融化的冰激凌再次冷冻，就没有之前好吃了。这是因为冰激凌的制作方法很特殊，要把乳制品、砂糖、蛋黄、香料、水等原料混合在一起。如果冰激凌完全融化，混合物的结构就会被破坏，即使是再次冷冻，也无法恢复原样。而且，再次冷冻会让碎冰变多，使冰激凌失去原本柔软的口感。

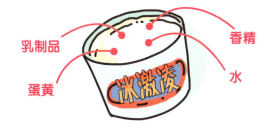

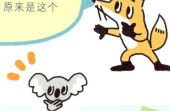

我以前把融化的冰激凌放进冰箱又冷冻了一次，确实不好吃了。原来是这个原因。

保质期

在这个日期前食用，可以品尝到食物的最佳风味。

注释

食品安全

酸奶里真的有细菌吗?

第三章 食物的卫生学

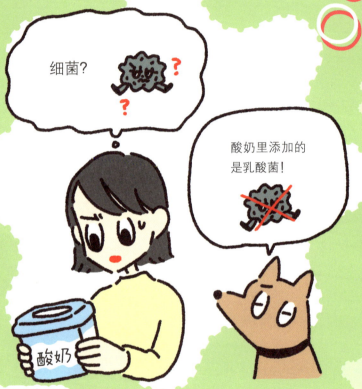

这是真的。

　　酸奶是在牛奶和乳制品中加入乳酸菌等细菌后制作而成的食品。乳酸菌等细菌依靠分解乳制品中的碳水化合物获得能量,然后一边增殖,一边生成乳酸。这个过程叫作"乳酸发酵"。

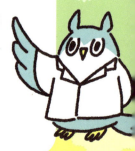

🌸 乳酸菌的作用

乳酸发酵的作用有很多，比如，把牛奶变成酸奶。

- 乳酸菌具有独特的风味和口感，乳酸发酵会让食物的味道变得更好。
- 牛奶会在乳酸菌的作用下变成酸性，使腐败菌和病原菌难以滋生。
- 牛奶中的钙会变得更易吸收。

🌸 乳酸菌的种类

制作酸奶时，人们会在原料（生乳和乳制品）中加入发酵剂，使原料发酵。发酵剂包括双歧杆菌、保加利亚乳杆菌、LG21乳酸菌等。

🌸 肠道菌群平衡

人类的肠道内住着很多微生物（细菌）。大致可以把这些微生物分成两种：对人体有益的有益菌，以及对人体有害的有害菌。这两种微生物在人体内不停地战斗，并保持平衡，从而保证身体健康。如果有害菌增长过度，就会引起炎症或使人生病。制作酸奶时常用的乳酸菌和双歧杆菌是有益菌，它们进入人体后能起到消除有害菌的作用。

> 多喝酸奶可以增加肠道内的有益菌。

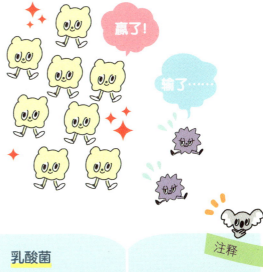

注释

乳酸菌

是对通过分解碳水化合物生成乳酸，从而获得生长所需能量的微生物的总称。

双歧杆菌

双歧杆菌是一种乳酸菌。它具有调节肠道环境、抑制病原菌感染的作用，是有益菌。

第三章 食物的卫生学

食品安全

过了保质期的食物能吃吗?

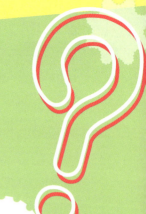

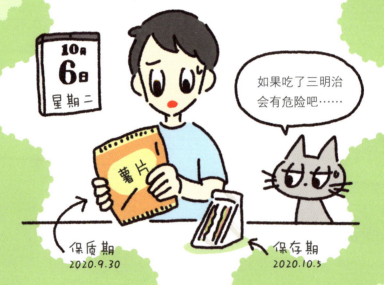

有的能吃，有的不能吃。

　　食物包装上写的保质期，是指在这个日期前食用比较好吃。过了这个日期，食物的味道可能会变差，但并不是说过期的食物就不能吃了。刚过保质期的食物并不会立刻腐烂，如果想吃，要先争求家长的意见。

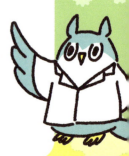

保质期的特征

保质期是食品制造商在经过多次试验后确定的。食品制造商希望消费者可以品尝到食物的最佳味道,于是标注了保质期,大家要记得在食物没过期的时候吃掉它们。另外,还要注意保质的前提是食品未开封并被存放在适宜的温度中。大家一定要仔细确认食品包装上的标识,在合适的环境中保存食物。

保存期的特征

除了保质期,还有一种食品标识叫作"保存期"。保存期经常出现在不能长期保存的食品的外包装上,它是指如果超过这个日期食用食品,可能会对身体造成伤害。因此,大家一定要注意,不能食用过了保存期的食物。不论是什么样的食物,放置一段时间后,微生物就会滋生,里面的油脂会氧化,变得不宜食用。

保质期和保存期

保质期

保质期是指最佳食用日期。标注保质期的食品即使过期了,仍然可以吃。不易腐烂的食品一般会标注保质期,比如零食、方便面、奶酪、罐头食品、瓶装饮料等。

保存期

保存期是指可以安全食用的日期。过了保存期的食品最好不要再吃了。标注保存期的食物包括盒饭、面包等。

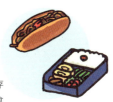

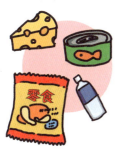

大家一定要记得经常确认家中食品的保质期和保存期,在过期之前把食物吃掉。

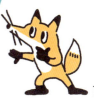

食品安全

第三章 食物的卫生学

牛奶盒上写的"巴氏杀菌"是指什么?

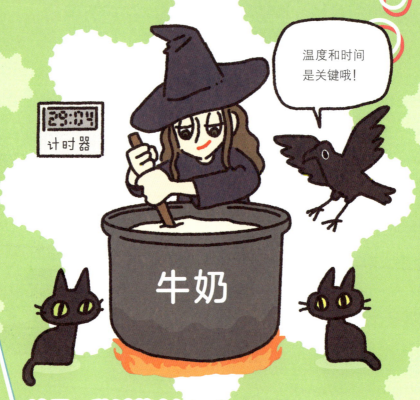

这是一种杀菌方法。

"巴氏杀菌"是用相对较低的温度加热食品,从而抑制微生物繁殖的一种杀菌方法。如果用100℃以上的高温加热牛奶等食品,这些食品的风味和成分就会被破坏。因此,人们利用"巴氏杀菌法"给牛奶等食品杀菌。

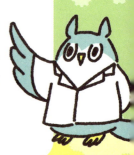

巴氏杀菌法

加热可以抑制微生物活动，从而达到延长食物保存期的目的。加热温度越高，杀死的微生物越多。但是，如果加热温度超过100℃，食品的风味和成分就会被破坏。因此，人们利用"巴氏杀菌法"给牛奶等食品杀菌。

高温杀菌法

引起食物腐烂的微生物大多不耐高温。如果用70℃加热30分钟，大部分微生物都会被杀死。利用微生物的这个特征，人们发明了用100℃以上的高温加热食品后再保存的方法，即"高温杀菌法"。高温杀菌法适用于罐头食品，经过高温杀菌处理后的罐头食品可以保存2~3年。

牛奶的杀菌方法

除了巴氏杀菌法，还有很多适用于牛奶的杀菌方法。"超高温瞬时杀菌法"是指用120~150℃加热生乳2~3秒钟的杀菌方法。利用这种方法可以杀死耐高温的微生物，确保我们喝到更安全的牛奶。

杀菌方法	内容
低温持续杀菌（LTLT）	用63~65℃加热生乳30分钟
高温持续杀菌（HTLT）	用75℃以上的温度加热生乳15分钟以上
高温短时杀菌（HTST）	用72℃以上的温度加热生乳15秒钟以上
超高温瞬时杀菌（UHT）	用120~150℃加热生乳2~3秒钟

除了牛奶，巴氏杀菌法还适用于日本清酒、红酒、奶酪、火腿、香肠等食品。

食品安全

第三章 食物的卫生学

"无添加"是指什么？

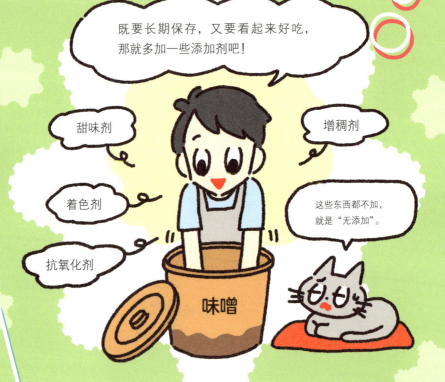

是指不使用"添加剂"。

为了保证食品既能长期保存，又看起来好吃，人们会在食品中添加很多食品添加剂。如果食品包装上标注了"无添加"，就说明该食品不含添加剂。

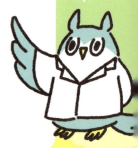

什么是食品添加剂

食品添加剂是对防腐剂（用于长期保存食物）、着色剂（为了使食物看起来色泽鲜美）、增味剂（用于增强食品风味）等添加剂的总称。为了保证食品安全，食物中只能添加法律允许的食品添加剂。只要不过量摄入食品添加剂，就不会危害健康。

无添加标识的标准

人们普遍认为有"无添加"标识的食品更有利于人体健康，我们会在很多食品包装上看到这个标识。但是，这一标识的标准很模糊，有时候很难判断是否真的对人体有益。而且，很少有几乎不含任何添加剂的食品，所以专家呼吁在标注"无添加"的时候，要注明未添加的是哪种食品添加剂。

食品添加剂示例

下面介绍一些允许在食品中使用的食品添加剂。

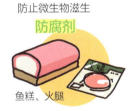

防止微生物滋生
防腐剂
鱼糕、火腿

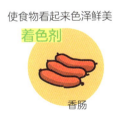

使食物看起来色泽鲜美
着色剂
香肠

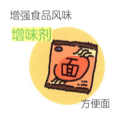

增强食品风味
增味剂
方便面

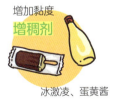

增加黏度
增稠剂
冰激凌、蛋黄酱

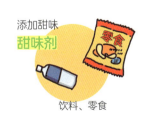

添加甜味
甜味剂
饮料、零食

食品安全

第三章 食物的卫生学

有不使用农药的农作物吗?

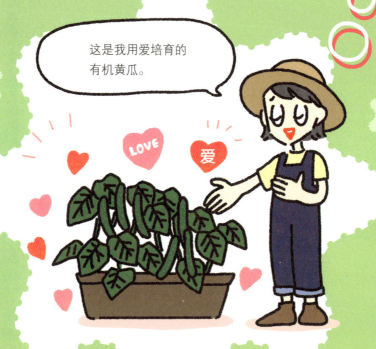

这是我用爱培育的有机黄瓜。

有机食品和特别栽培农作物。

有机食品是指考虑到自然环境和消费者的安全,以保障人体健康为目的而栽培的农作物。有机食品又被称为"有机栽培",其标准是:至少3年不使用化学农药和化学肥料。特别栽培是指把化学农药的使用次数和化学肥料的使用量控制在普通栽培用量一半以下的栽培方法。

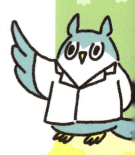

🌸 农药的作用

农作物在生长过程中，可能会遇到被害虫啃咬，被杂草夺去营养，或者患病的情况。农药的作用就是保证农作物不受到上述情况的危害。就像人需要使用药物来预防和治疗疾病一样，对于农作物来说，农药也是不能缺少的。

🌸 化学农药和化学肥料对人的影响

如果我们在食用农作物的时候，把残留的农药和化学肥料一起吃下去，这些化学物质就会在人体内蓄积，并有可能引发癌症。化学物质一旦在人体内过度蓄积，就会危害健康，所以越来越多的人开始关注减少农药和化学肥料使用量的举措，比如，有机食品和特别栽培。

🌸 有没有完全不使用农药的食品

有机食品的基本认证标准是：至少3年不使用化学农药和化学肥料等违禁物质，也不使用转基因技术。无论生产者如何恪守不使用农药的原则，还是避免不了受到土壤里残留农药，或是附近常规农作物种植基地使用农药的影响，因此很难确保农作物完全"无农药"。所以我们的目标不是把农药清零，而是注意不要过量摄入。

大家可以寻找带有"中国有机产品标志"的食品。

化学农药
通过化学方式合成的化学药剂。

化学肥料
通过化学制作方法制造的肥料。

注释

食物中毒

第三章 食物的卫生学

吃了腐烂的食物就会食物中毒吗?

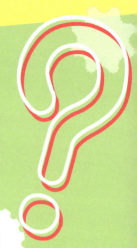

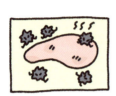 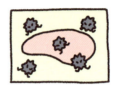

哪一个是腐烂,哪一个是食物中毒呢?

这两种情况都是由有害菌引起的。

 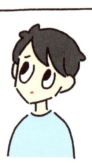

并不是所有腐烂的食物都会引发食物中毒。

腐烂是指微生物在食物中滋生,导致食物不能再食用。任何一种微生物都有可能引起食物腐烂(→第109页)。食物中毒是指人吃了被有毒微生物污染的食物,或者含有毒素的食物,进而引起的急性中毒性疾病。

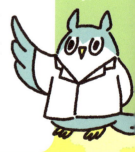

食物中毒的特征

就算吃下开始腐烂的食物，也不见得一定会食物中毒。食物中毒是指误食有毒或者被细菌等污染的食物，而引起的急性中毒性疾病。

一旦食物中毒，大多会出现严重的症状。

食物中毒的症状

由于引起食物中毒的毒素不同，出现症状的时间也有很大的差别：有的几个小时就会出现症状，有的2周左右才会出现症状。持续地腹泻和呕吐会导致人体脱水，严重时甚至会危及生命。食物中毒后，如果未遵医嘱服用止泻药，可能会使有害微生物停留在体内，导致病情进一步恶化，大家一定要注意这一点。

食物中毒的原因

大多数食物中毒都与细菌和病毒有关。特定的微生物进入人体后，会引发腹泻、呕吐、腹痛和发热等症状，进而导致细菌性食物中毒或病毒性食物中毒。除此之外，还有寄生在鱼类等动物体内的寄生虫引起的食物中毒，工业药品和农药等化学物质引起的食物中毒，有毒动植物自身带有的自然毒素引起的食物中毒。

> 引起食物中毒的原因都有哪些呢？
> 让我们来一起看一下分类表吧。

第三章 食物的卫生学

食物中毒的原因

食物中毒的原因大致可以分为下面四种。

原因 ① 微生物引起的食物中毒

原因 ② 动植物引起的食物中毒
- 有毒动物……河豚等
- 有毒植物……毒蘑菇等

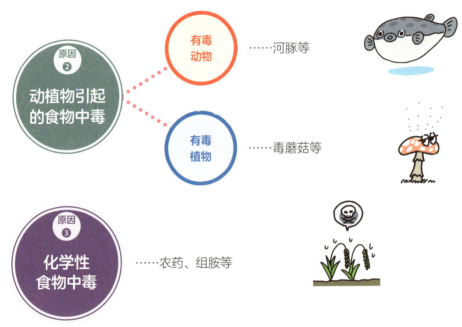

原因 ③ 化学性食物中毒……农药、组胺等

原因 ④ 寄生虫引起的食物中毒……异尖线虫等

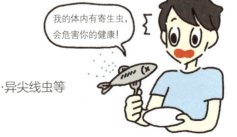

我的体内有寄生虫，会危害你的健康！

当心

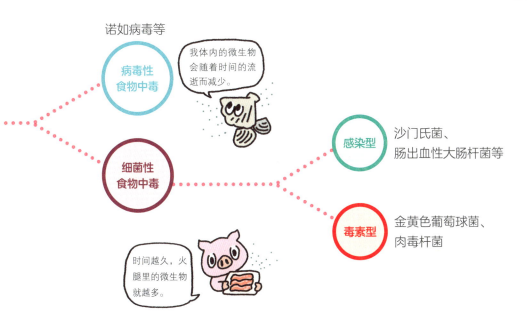

病毒性食物中毒

是指食材中带有的病毒引起的食物中毒。细菌性食物中毒是由细菌滋生引起的，所以食材放置时间越久，出现细菌性食物中毒的风险越高。与此相对，放置时间越久，病毒的数量就越少；食材越新鲜，出现病毒性食物中毒的风险越高。引发病毒性食物中毒的典型代表是双壳纲软体动物携带的诺如病毒。

细菌性食物中毒

日常生活中遇到的食物中毒大多是由细菌引起的。细菌性食物中毒可以分为感染型和毒素型这两种。感染型是指因为食品中的微生物滋生引起的食物中毒，如：沙门氏菌、肠出血性大肠杆菌、弯曲杆菌等。毒素型是指因为微生物中带有的毒素而引起的食物中毒，如：金黄色葡萄球菌、肉毒杆菌等。

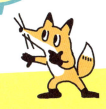

后遗症

　　在疾病和受伤康复后，遗留下来的身体不适的症状。

注释

什么是沙门氏菌食物中毒?

食物中毒

第三章 食物的卫生学

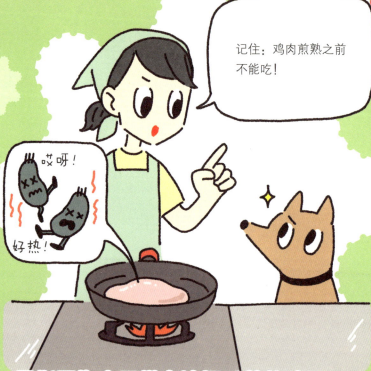

是指因为吃了带有沙门氏菌的鸡蛋、鸡肉等食物之后引起的食物中毒。

沙门氏菌食物中毒属于感染型的细菌性食物中毒。沙门氏菌主要存在于鸡蛋、鸡肉、下水道和河流中。如果吃了带有沙门氏菌的食物，就会发生感染。狗、猫、乌龟等宠物也可能携带沙门氏菌并传染人类，因此接触宠物之后，一定要记得消毒。

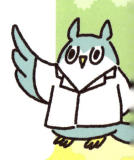

🌸 特征

沙门氏菌食物中毒是在夏天（6~9月）频繁发生的细菌性食物中毒，且大多是由于食用生鸡蛋、鸡肉和动物肝脏引起的。在低温环境中，沙门氏菌的生长速度会减慢，因此在购买鸡蛋和肉类等食材后，大家一定要记得立刻把它们放进低于10℃的冰箱中冷藏保存。另外，高温可以杀死细菌，用75℃加热生肉1分钟以上，直到肉的内部变色，才可以食用。

🌸 症状

感染沙门氏菌之后，1~2天内就会出现症状。主要症状包括：突发高热（39℃以上）、出现水状腹泻、腹痛、恶心、呕吐等。沙门氏菌食物中毒一般几天内就会康复。不过，因为感染性强，儿童和老年人感染后可能会出现菌血症等严重症状，所以大家一定要注意预防。

🌸 预防方法

沙门氏菌广泛分布于自然界。防止感染最直接的方法就是用火彻底加热鸡肉、动物肝脏等食材。

1 把鸡蛋、生肉放进冰箱，在10℃以下的温度中保存。

3 烹调时使用的所有厨具都要用热水消毒。

2 充分加热肉类，直到呈现褐色（75℃、1分钟以上）。

4 抚摸宠物之后、吃饭之前，都要记得洗手。

🌸 在外面吃饭时要注意

夏天在外面吃饭时，注意不要生吃会引起沙门氏菌食物中毒的食物，食材要用火烹饪后才能食用。此外，还要记得将鸡蛋放在冰箱中冷藏保存。

> 沙门氏菌在35~43℃的环境中最活跃。夏季气温超过35℃的天数很多，因此不能在常温下保存食材。

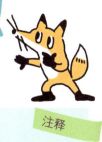

注释

菌血症

是指细菌等微生物进入血液，然后在全身循环，导致大脑和心脏等器官出现严重症状。

金黄色葡萄球菌引起的食物中毒有什么症状呢?

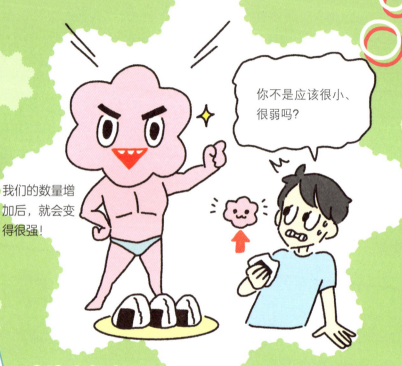

会流出很多口水,并出现水状腹泻、腹痛、呕吐的症状,一般不发热。

金黄色葡萄球菌引起的中毒是一种毒素型的细菌性食物中毒。造成食物中毒的原因是金黄色葡萄球菌在繁殖的过程中,会释放出肠毒素。这种毒素进入人体后,就会引起食物中毒的症状。严重时会出现剧烈腹泻和呕吐,进而导致脱水,感染者会因此变得虚弱。

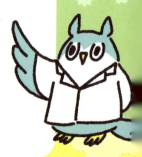

特征

金黄色葡萄球菌大多寄生在人和动物的黏膜、皮肤等处。一般来说，健康人群中有30%~50%的人都会携带金黄色葡萄球菌，它是一种很常见的细菌，尤其会在人的伤口等处滋生。金黄色葡萄球菌的适应性很强，一旦产生毒素，即使加热或干燥处理，毒素也不会消失。

症状

感染金黄色葡萄球菌后1~5小时（平均是3小时左右）就会出现症状。发病初期唾液会增多，然后会出现剧烈呕吐、水状腹泻和腹痛的症状，但基本上不会发热。大多数感染者会在1~2天内康复。出现腹泻和呕吐的症状时，要注意补充水分，避免身体脱水。

注意事项

金黄色葡萄球菌是手部和皮肤上常见的细菌。制作食物时，如果直接用手接触食材，食材上就会沾染这种细菌。即使是做好后不会立刻食用的便当，也需要佩戴一次性手套才能制作，切忌直接用手触摸食材。

> 金黄色葡萄球菌是很多人都会携带的一种细菌。

预防方法

金黄色葡萄球菌很耐热，即使用100℃加热60分钟，也无法杀死这种细菌。大家一定要注意避免食物沾染这种细菌。

1. 金黄色葡萄球菌附着在手部和皮肤上。
2. 如果这种细菌附着在食物上并滋生，就会释放毒素。
3. 即使用100℃加热60分钟，也无法杀死这种细菌。
4. 饭团和三明治上很容易沾染这种细菌。
5. 这种细菌能在无氧环境中繁殖。

第三章 食物的卫生学

食物中毒

诺如病毒为什么会流行呢？

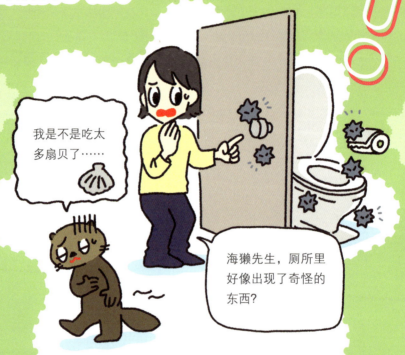

因为它感染能力强，即使少量接触病毒，也可能引发感染。

诺如病毒原本是牡蛎等贝类水产品携带的病毒。如果生吃这些贝类，就会引起感染。诺如病毒具有很强的感染能力，十几个病毒颗粒就能引发集体感染。

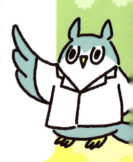

特征

诺如病毒之所以会在冬季（11月~3月）流行，并引发病毒性食物中毒，一是因为很多人会在冬季吃贝类水产品，二是因为诺如病毒适合在寒冷干燥的环境中生存。不仅如此，诺如病毒还很耐热，即使用60℃加热30分钟，也无法消灭它。这种病毒既耐酸，又不怕酒精消毒剂，所以用酒精消毒的效果并不好。如果感染诺如病毒，在1~2天内就会出现发热、恶心和呕吐的症状，有时还会伴随腹痛、水状腹泻。这些症状一般会在1~2天内缓解，但诺如病毒随粪便排出体外的时间会持续1~4周。另外，感染者的呕吐物里也含有大量病毒，清理时要格外当心：首先，要戴好口罩和一次性手套，并用纸巾将呕吐物清理干净，避免病毒飞溅；然后，用次氯酸钠擦拭地板，再用清水擦一遍；最后，将所有垃圾放入塑料袋，密封后扔掉。清理过程中，还要注意通风。

预防方法

吃牡蛎等贝类食品时，需要用85~90℃的热水加热90秒钟以上。另外，菜刀、切菜板和餐具也要用热水消毒。做饭前还要记得用肥皂洗手。如果周围有人感染了诺如病毒，就要用稀释的氯系漂白剂消毒，不能用酒精。

蛤蜊、文蛤也是双壳纲软体动物，它们都携带诺如病毒。

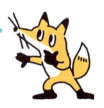

氯系漂白剂

氯系漂白剂经常被用于清洗白衬衫和毛巾。它的外包装上会标注"混合危险"的字样，它的味道和游泳池的味道很像。

注释

第三章 食物的卫生学

食物中毒

吃牡蛎"中毒"是怎么一回事呢?

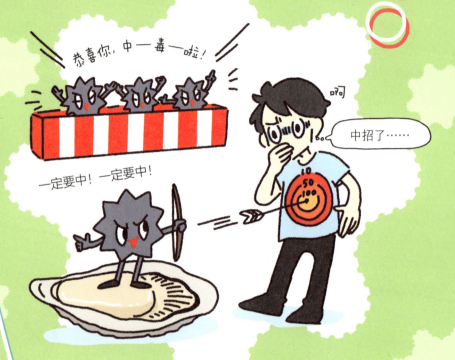

是指生吃牡蛎后,出现腹痛和呕吐的症状。

牡蛎是双壳纲软体动物,可以生吃。但是,如果生吃携带诺如病毒的牡蛎,就会引起食物中毒,并在1~2天后出现剧烈呕吐和腹泻的症状。

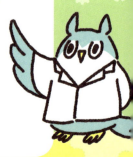

🟢 特征

牡蛎等双壳纲软体动物多以浮游生物为食，它们可能会在滤食浮游生物时，将海水中的诺如病毒一起吞下。人吃生的牡蛎时，会把牡蛎中的诺如病毒一起吃到肚子里。

🟢 其他原因

对牡蛎过敏的人如果吃了牡蛎，会在几小时内出现腹泻和腹痛的症状，偶尔还会引起过敏性休克，危及生命。对牡蛎过敏的人吃任何种类的牡蛎，都会出现过敏症状。所以食用牡蛎之前，一定要记得确认自己是否对牡蛎过敏。

❋ 怎么才能避免吃牡蛎"中毒"

除了诺如病毒，牡蛎还会携带肠炎弧菌、沙门氏菌等。为了防止牡蛎"中毒"，大家要注意以下几点。

1. 使用干净的厨具
2. 烹饪之前要洗手
3. 充分加热后食用
   （用85~90℃加热90秒以上可以消灭诺如病毒，用60℃加热10分钟以上可以消灭肠炎弧菌）
4. 感觉身体不舒服时应立刻停止食用牡蛎
5. 提前确认自己是否对牡蛎过敏

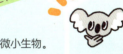

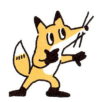

我们要警惕的不是牡蛎，而是病毒和细菌。煮熟的牡蛎很鲜美。

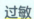 注释

浮游生物

是指在水中和水面漂浮着的微小生物。

过敏

是指特定的异物进入人体时，人体想要将其排出，因此出现剧烈反应和各种症状。

过敏性休克

是指在短时间内出现过敏症状，导致血压降低和意识障碍，使人陷入危险状态。

食物中毒

第三章 食物的卫生学

河豚真的有毒吗?

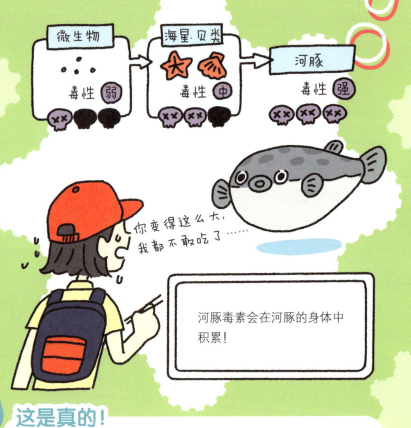

河豚毒素会在河豚的身体中积累!

这是真的!

冬季是河豚毒素引发食物中毒的高发期。人吃下河豚体内含有河豚毒素的部位就会中毒。在多数情况下,河豚毒素引发的食物中毒会出现严重的症状,即使食用量很少,也可能导致死亡。

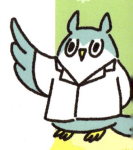

🌼 动物性食物中毒的特征

引起食物中毒的有毒动物包括两种：一种是本身带有毒素的动物；另一种是通过食物链将其他生物体内的毒素富集在自己体内的动物。其中，河豚带有的河豚毒素，即使用100℃加热4小时也不会消失。如果人吃下含有毒素的河豚肉，会在20分钟~3小时内发病，一般发病时间越短，症状就越严重。河豚毒素会使人的神经系统出现麻痹反应，嘴和舌头会失去知觉，无法呼吸，手和脚不能活动。如果抢救不及时，中毒者会在8~9小时内死亡。河豚毒素主要分布在河豚的皮肤、卵巢、肝脏等处。只有把有毒的部位全部处理掉，才能安全食用河豚肉。

🌸 如何避免吃河豚中毒

在动物毒素引发的食物中毒中，大约80%是因为吃了河豚，其中大部分是自行烹饪的。河豚有很多种，每种河豚含有毒素的部位不尽相同，毒性的强弱也不一样。如果由不熟悉河豚的人烹饪，可能会造成危险。如果想吃河豚，一定要到专业的餐厅，让熟悉河豚的专业厨师烹饪。

河豚毒素
虎鲀

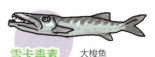
雪卡毒素
大梭鱼

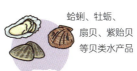
蛤蜊、牡蛎、扇贝、紫贻贝等贝类水产品
贝毒

蛾螺科贝类唾液腺毒素
海螺

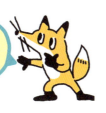
动物毒素大部分是水产品携带的。

食物链 注释

是指自然界中形成的各种生物之间吃和被吃的关系。如果把这种关系画成图，看起来就像链条一样环环相扣，因此被称为"食物链"。

食物中毒

第三章 食物的卫生学

山里长的蘑菇都可以吃吗？

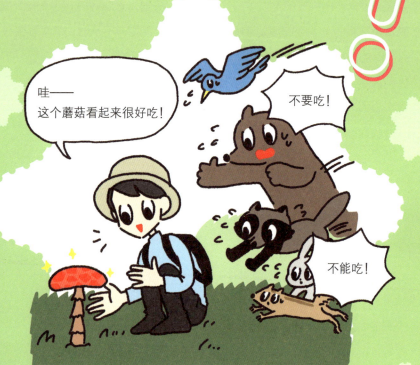

不是所有蘑菇都可以吃，有的蘑菇可能会引起食物中毒。

入秋之后，山里会长出很多好吃的蘑菇。并不是所有蘑菇都能食用，有的蘑菇带有毒性，人类食用后会出现中毒症状。普通人很难分清山里的蘑菇有没有毒，因此大家千万不要随便吃山里采的蘑菇。

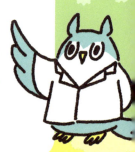

🌼 植物毒素

植物毒素是指植物本身带有的毒性物质。自然界中有毒的植物种类很多，常见的植物性食物中毒大多是由豆类、发芽马铃薯、黄花菜等植物引起的。有的植物全株都有毒性，比如，夹竹桃。

🌼 误食毒蘑菇的后果

毒蘑菇引起的中毒症状包括消化系统症状、脑和神经症状等。消化系统症状是指吃下毒蘑菇后20分钟~2小时之内，会出现恶心、腹痛和腹泻等肠胃症状，严重时会引起肝脏和肾脏功能障碍。脑和神经症状是指在吃下毒蘑菇后10分钟~2小时之内，会出现唾液和汗液增多、幻觉、眩晕、语言障碍等症状。

🌼 长得很像的蘑菇

有些毒蘑菇和食用蘑菇长得很像。毒蘑菇即使经过加热，毒性也不会消失，因此大家一定要注意避免食用毒蘑菇。

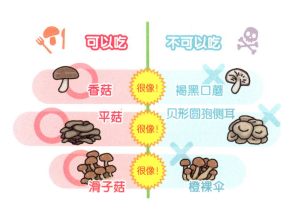

> 山里采的蘑菇和庭院里长的蘑菇，最好都不要吃。

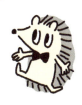

幻觉 注释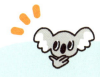
是指看到、听到或感觉到实际上没有发生的事情。

食物中毒

第三章 食物的卫生学

运动饮料能倒进水壶里吗?

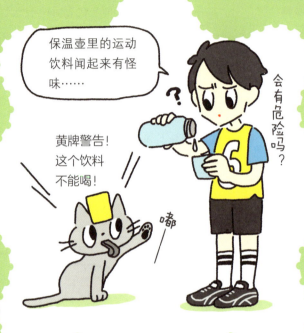

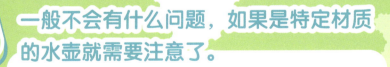
一般不会有什么问题,如果是特定材质的水壶就需要注意了。

把运动饮料、茶水或水倒进水壶里携带,十分方便。但是,如果使用方法不对,就可能引发食物中毒。运动饮料含有盐分,是酸性很强的饮品。如果长时间放在水壶里,可能会发生化学反应,使水壶内壁的金属溶解。

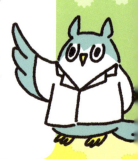

化学性食物中毒

喝下保温壶中的运动饮料可能会出现中毒症状。这是因为保温壶的材质中含有铜，运动饮料接触水壶内壁的划痕处，会使铜溶解到饮料中，人喝了就会出现中毒症状。由化学物质、工业药剂、农药等引起的食物中毒被称为化学性食物中毒。

使用保温壶的注意事项

铜进入人体后，可能会引起恶心、呕吐、腹泻等食物中毒的症状。一般来说，金属材质的保温壶，内壁会进行电镀加工，防止金属溶解。但是，长期使用的保温壶，其内壁可能有划痕，使壶中的运动饮料与金属接触并发生反应。因此，在把运动饮料倒进保温壶之前，大家一定要看看水壶的内壁是否完好。

化学性食物中毒示例

化学性食物中毒是指，因为不注意或使用不当，造成有毒物质混入食物中，使食物的性质发生变化，并生成新的化学物质。

如果大家都能正确使用化学物质，化学性食物中毒也许就会消失吧。

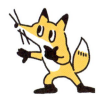

- 过度或不当使用食品添加剂

- 食品中残留农药

- 过度使用农药

- 红肉鱼引起的过敏性中毒

食物中毒

第三章 食物的卫生学

异尖线虫是什么?

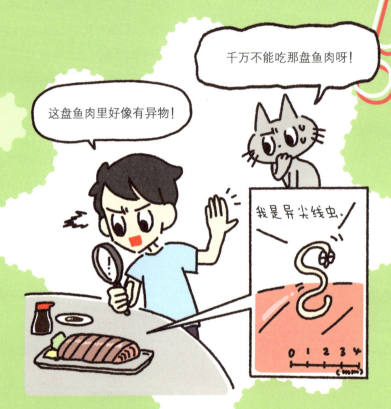

它是一种寄生虫。

异尖线虫是一种寄生在人和动物体内的寄生虫。即使宿主死亡,宿主体内的寄生虫可能还会继续存活一段时间。异尖线虫的幼虫可以从宿主的内脏移动到肌肉中,如果钓上来的鱼里有寄生虫,就算把鱼的内脏清理掉,也有可能会把鱼肉里的寄生虫吃进肚中。

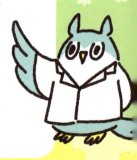

特征

异尖线虫的幼虫是长2~3cm的白色线状虫子,可以被肉眼看到。青花鱼、竹荚鱼、秋刀鱼等鱼类的内脏表面会有很多异尖线虫。不过,用60℃加热1分钟以上,就可以杀死异尖线虫的幼虫,所以携带异尖线虫的食材要加热处理,才能放心食用。

症状

如果吃了携带异尖线虫及其幼虫的鱼肉,幼虫进入人体后会拼命钻入人的胃壁和肠壁中,引起腹部剧烈疼痛,有时候还会出现腹泻和呕吐的症状。一般情况下,异尖线虫引起的食物中毒会在吃下食物后几小时到十几小时内出现症状。异尖线虫的幼虫无法在人的内脏里生长,过四五天它们就会死亡。

预防方法

和微生物不一样,异尖线虫的幼虫可以通过肉眼看到。大家在生吃海鲜时,一定要特别注意。

1. 肉眼观察生鱼片等食物是否携带寄生虫。
2. 不生吃危险性高的海鲜(青花鱼、鱿鱼、秋刀鱼)。
3. 充分加热(用60℃加热1分钟以上)。
4. 低温处理(在-20℃的环境中冷冻24小时以上)。

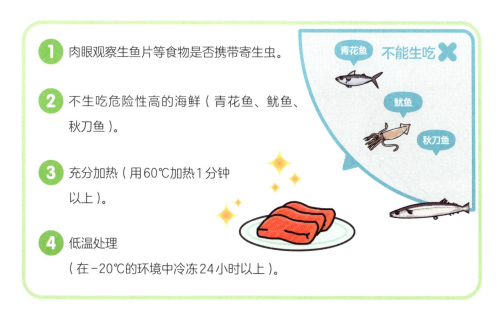

第三章 食物的卫生学

🌸 什么是寄生虫？

异尖线虫等寄生虫不仅会寄生在海洋动物体内，还会寄生在蔬菜、淡水鱼、河蟹、猪肉、牛肉、马肉等食物中。寄生虫引发的食物中毒，大部分会在吃下这些食物之后出现症状。

针对寄生虫引发的食物中毒，最有效的预防方法就是不生吃可能带有寄生虫的食物，还要认真清洗蔬菜等食材，这样才能去除寄生虫和虫卵。

🌸 寄生虫引发食物中毒的过程

我们一起来看一下寄生在海豚和鲸胃部的异尖线虫引起食物中毒的过程吧。

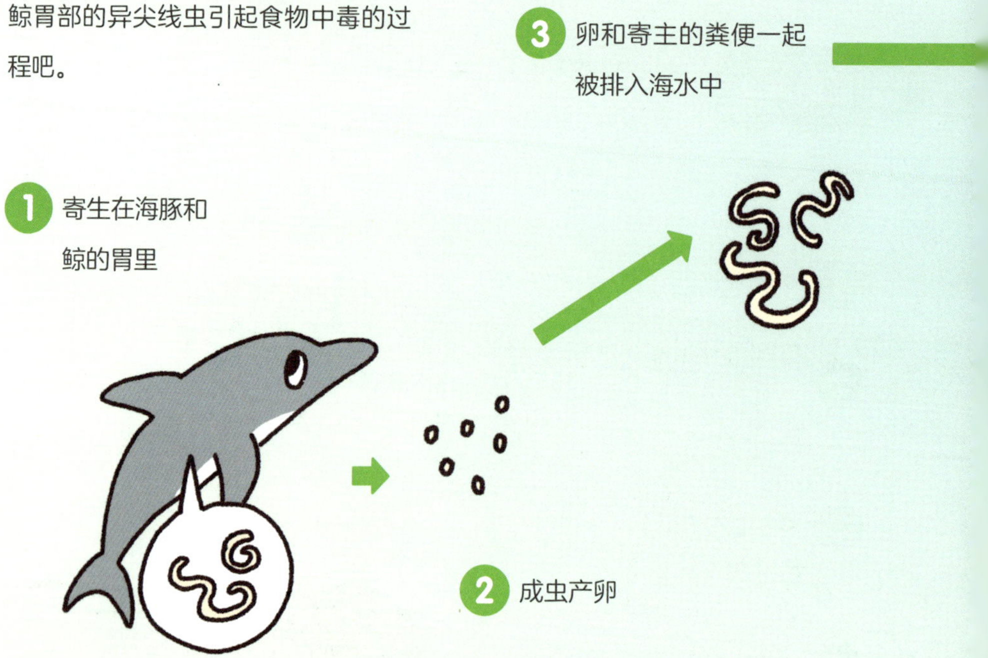

① 寄生在海豚和鲸的胃里

② 成虫产卵

③ 卵和寄主的粪便一起被排入海水中

原来异尖线虫的幼虫进入人体后，会拼命钻进人的胃壁和肠壁里。

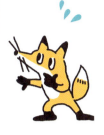

听起来好疼啊。
大家一定要注意，不要吃进携带寄生虫的食物。

④ 虫卵在海水中孵化，孵化出的幼虫会和浮游生物一起，被软体动物和鱼类吃下去

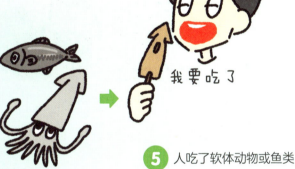

我要吃了

⑤ 人吃了软体动物或鱼类

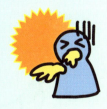

⑥ 异尖线虫的幼虫钻进人的胃壁和肠壁里

⑦ 出现食物中毒的症状（剧烈腹痛、恶心、腹泻）

预防措施

第三章 食物的卫生学

如何预防食物中毒？

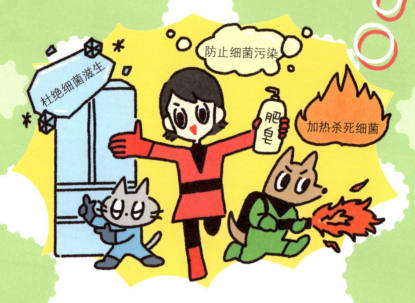

食物中毒战队

预防三原则是：防止细菌污染、杜绝细菌滋生、加热杀死细菌。

食物中毒可能会引起恶心、腹泻等严重的症状。相比在食物中毒之后采取措施，大家更应该注意预防食物中毒。预防三原则是：防止细菌污染、杜绝细菌滋生、加热杀死细菌。大家可以通过贯彻这三个原则，防止会引发食物中毒的微生物进入体内。

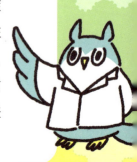

防止细菌污染

为了防止细菌和病毒污染，大家一定要注意保持清洁。手上、烹饪器具上、空气中都可能存在细菌和病毒。在烹饪之前，大家要把烹饪器具清洗干净，尽量减少附着在食品上的细菌和病毒数量。除了清洗，我们还可以用热水、酒精等消毒。另外，细菌和病毒还有可能在食材之间传播。因此，大家要注意把肉类、鱼和生吃的食材分开放置。

杜绝细菌滋生

细菌很喜欢高温、高湿的环境。在低温环境中，细菌的繁殖速度就会减慢；在10℃以下，细菌的活力会减弱；在-15℃以下，细菌就不再滋生。因此，大家在购买食物之后，一定要记得立刻放进冰箱保存。

加热杀死细菌

一般来说，通过加热就可以杀死细菌和病毒。肉类、鱼、蔬菜等经过加热，就可以放心食用。不过，大家需要注意，如果只是加热食材表面，而没有热透食材内部，那么加热就没有什么效果。烹饪肉类时，必须让食材中心达到75℃，并且加热1分钟以上。烹饪器具用完之后，要记得使用洗洁精清洗，再用热水消毒。完全消除细菌和病毒是不可能的，但是加热能杀死大部分细菌和病毒，这样就可以放心食用了。

不同种类的细菌和病毒喜欢或讨厌的温度和环境都不一样。大家可以通过了解这些特征，采取更好的预防措施。

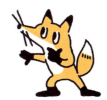

不携带病毒

就算是轻微的病毒感染也会引发病毒性食物中毒，因此大家一定要注意避免携带病毒。如果负责烹饪的人出现了恶心、腹泻等症状，就不能带病工作。如果已经成为病毒携带者，就要牢记以下几个原则：勤洗手、勤给餐具消毒，从而避免病毒传播；不接触食物，进而防止食物被病毒污染；热透食物，这样就能杀死病毒。

预防食物中毒

在家中预防食物中毒的6个要点。

要点 1 购买食品时

- 确认保存期
- 肉类和鱼最后买，分开包装
- 购买食品后不闲逛，立刻回家

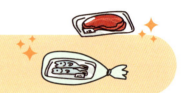

要点 2 食品的保存方法

- 到家后立刻将食品放进冰箱
- 冷藏室的温度保持在10℃以下，冷冻室的温度保持在-15℃以下
- 冰箱装到七成满，就不要再装了
- 肉类、鱼要用塑料袋包好，避免汁液流出
- 尽量减少开关冰箱的次数

要点 3 做饭前后的注意事项

- 冷冻食品要在冰箱里解冻
- 定期更换新的毛巾和抹布
- 勤洗手
- 勤扔垃圾
- 注意把肉类、鱼和生吃的食材分开放置，切菜板和菜刀使用后要立刻清洗，并用热水消毒
- 认真清洗蔬菜
- 菜刀、抹布等厨房用品不仅要清洗干净，还要消毒
- 使用井水时，要注意确认水质

🌸 使用厨具时的注意事项

抹布、切菜板、菜刀等厨具用完之后，一定要用洗洁精认真清洗干净，还要定期用热水消毒（需要用85℃以上的热水加热1分钟以上）。除了用热水消毒以外，也可以用酒精消毒液擦拭厨具，或者用含有次氯酸钠的氯系漂白剂浸泡厨具后再擦干净，从而避免病毒引发的食物中毒。

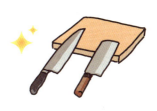

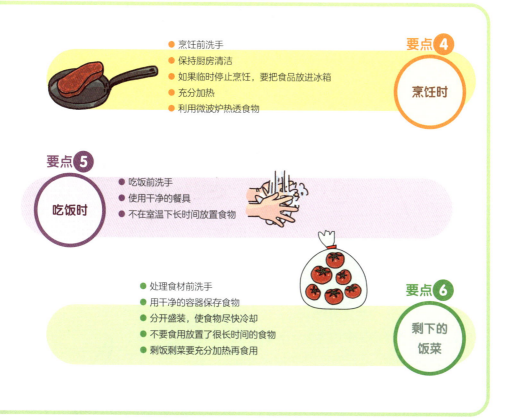

要点 4　烹饪时
- 烹饪前洗手
- 保持厨房清洁
- 如果临时停止烹饪，要把食品放进冰箱
- 充分加热
- 利用微波炉热透食物

要点 5　吃饭时
- 吃饭前洗手
- 使用干净的餐具
- 不在室温下长时间放置食物

要点 6　剩下的饭菜
- 处理食材前洗手
- 用干净的容器保存食物
- 分开盛装，使食物尽快冷却
- 不要食用放置了很长时间的食物
- 剩饭剩菜要充分加热再食用

预防措施

食品应该怎样保存呢?

第三章　食物的卫生学

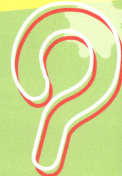

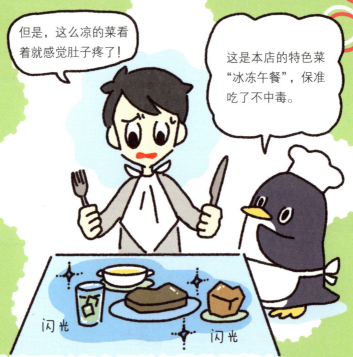

但是，这么凉的菜看着就感觉肚子疼了!

这是本店的特色菜"冰冻午餐"，保准吃了不中毒。

闪光　闪光

大家可以在食品外包装的标签上看到该食品的正确保存方法。

为了防止食物中毒，大家在保存食品时，要注意避免细菌和病毒处于活跃状态。一般来说，10℃以下时，微生物的活跃性就会减弱，而-15℃以下时，微生物就会停止活动。因此，大家要将买到的食品尽快放进冰箱。不过，并不是说所有食品都必须放进冰箱保存，大家可以通过查看食品标签，选择适合该食品的保存方法。

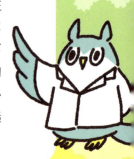

保存方法

经过加工和烹饪的食品无法长期保存，这种食品的外包装上都会标注保存方法。比如，有的食品上会标注"避免阳光直射，常温保存"或"10℃以下冷藏"的字样。不同食品的保存方法是不一样的，因此大家一定要认真查看食品标签。

开封后的保存方法

大家应该看到过食品标签上标注的"开封后请尽快食用"或"开袋即食"的字样吧。食品标签上标注的保存方法都是指未开封的状态。如果打开包装，食品就会接触空气，也会接触到空气中的细菌和病毒。开封后的食品一定要放在低温环境中保存，并尽快食用。

购买时需要注意的事项

食品的外包装上必须有食品标签。我们可以通过仔细查看食品标签，避免食物中毒。首先，我们要选择新鲜的食品。其次，购买肉类、鱼等容易流汁的食品时，可以多套一个塑料袋，避免汁液淌出来。需要冷藏或冷冻的食品要放到最后采购，并向超市工作人员索要干冰和保冷剂，这样就可以防止食品拿回家之前温度升高，导致微生物滋生。

购买食品时

在超市等地方购买食品时，我们也可以采取以下措施防止食物中毒。

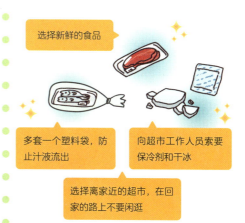

选择新鲜的食品

多套一个塑料袋，防止汁液流出

向超市工作人员索要保冷剂和干冰

选择离家近的超市，在回家的路上不要闲逛

🌸 剩菜剩饭的保存方法

饭菜做多了就会剩下，如果扔掉会造成浪费。这时候可以将一次能吃完的饭菜盛出来，剩下的饭菜装入干净的餐具或容器里。饭菜刚做好时很热，尽量选择平底容器盛装，这样可以让饭菜尽快冷却，然后要放进冰箱保存，第二天再吃。有的食品还可以通过冷冻的方法延长保存时间。

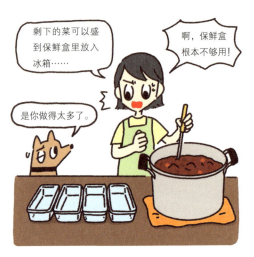

🌸 保存方法

接触过唾液的食品会快速滋生细菌。如果一次做了很多饭菜，食用前要记得用干净的公筷将多余的饭菜夹到单独的容器中保存。另外，如果食物一直处于高温状态，也会让细菌和病毒滋生。要想办法尽快让食品冷却（触摸容器时不烫手即可），然后放进冷藏室或冷冻室保存。也可以使用保鲜膜和自封保鲜袋保存。

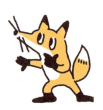

🌸 放入冰箱保存就一定安全吗

冰箱是食品保存时必需的工具。但是，如果使用不得当，也可能产生危害。使用冰箱时，一定要确保冰箱内的温度稳定，保持冰箱内部清洁，不装填过多食品。另外，打开包装的食品要记得尽快吃完。

冷藏室的温度保持在10℃以下，冷冻室的温度保持在-15℃以下

肉类和鱼要装入塑料袋，避免汁液沾到冰箱里的其他食材上

储存在冰箱里的食物不宜过多，最好占冰箱容积的70%

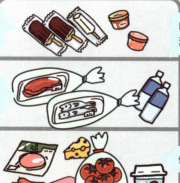

保持冰箱内部清洁，定期打扫

打开冰箱门取物后要立刻关闭，尽量减少开关冰箱门的次数

大家需要定期整理冰箱里储存的食品。确认食品的存放时间是否过长。

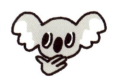

> 预防措施

做饭时应该注意什么呢?

第三章 食物的卫生学

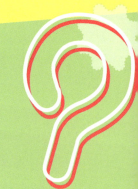

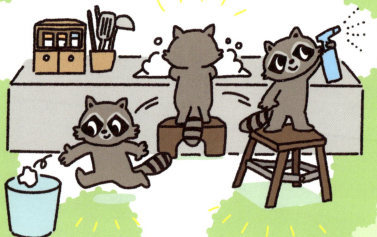

饭做好了吗？已经等了2小时了！

我拜托小浣熊们做饭，它们说要准备一下，结果现在还在大扫除。

全部洗干净

保持厨房清洁。

如果做饭时没有做好清洁和准备工作，厨房里就可能滋生细菌和病毒。做饭之前，一定要记得洗手，烹饪器具也要清洗干净，然后用热水消毒，厨房各处都不能有垃圾，要养成保持厨房清洁的好习惯。

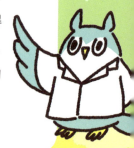

🌼 准备工作

做饭之前，我们要弄清楚厨房各处会有哪些细菌和病毒。我们的手会触摸很多物品，导致手上的细菌变多，因此不仅要在做饭前洗手，在做饭过程中也要勤洗手。细菌不只会在烹饪器具上滋生，也很容易在抹布等厨房用品上滋生。做饭之前，将可能会用到的厨房用品洗净并消毒，也是必不可少的工作。同时，还要定期扔垃圾，这样才能保持厨房清洁卫生。

🌼 做饭时

加热是预防食物中毒的最好方法。在75℃下加热1分钟以上，就可以杀死细菌和病毒。另外，细菌和病毒可能会经由烹饪器具从一种食材上传播到另一种食材上。因此，大家要记得用不同的烹饪器具处理肉类和蔬菜，并把各种食材分开放置。如果做好的饭不能马上吃，一定要记得给饭菜盖上保鲜膜，冷却后放进冰箱保存，从而避免细菌和病毒滋生。

🌼 加热剩饭剩菜时

加热剩饭剩菜时，要注意确保饭菜热透（中心部位达到75℃）。如果用锅加热，加热前要记得充分搅拌，避免受热不均。用微波炉加热也可能会出现受热不均的情况，可以加热一段时间后停下，搅拌一下再继续加热，直到饭菜热透。

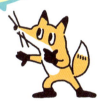

做饭时不仅要确认使用的食材是否会引发食物中毒，还要确认自己的身体状况是否良好。

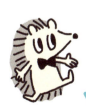

感冒时就不要做饭了！

专栏

如何才能避免食物腐烂呢?

我们一起来看一下避免食物腐烂的方法吧。

干燥

是指使食物干燥,以此来去除微生物繁殖必需的水分。干燥包括在室外进行的"自然干燥"和使用机器的"人工干燥"。

冷藏、冷冻、冰鲜

冷藏是指把食品放进冷藏室低温保存。冷冻是指在-15℃以下、细菌无法滋生的环境中,长期储藏食品。而冰鲜法是介于冷藏法和冷冻法之间的保存方法,其保存温度为5~-1℃。

加热

是指通过加热消灭食物中的微生物。这种方法一般用于给罐头食品杀菌。

使用食品添加剂

是指利用化学反应抑制微生物增殖。食品添加剂包括保存剂和防腐剂等。

盐渍、糖渍、醋渍

是指使用盐、砂糖、醋来保存食物。通过加入盐和砂糖,可以抑制水分活性化。

熏制

这是很久以前人们用来防止肉类和鱼变质的方法。利用木柴等燃料不完全燃烧产生的烟熏制食品，使食品带有某种特别的气味并易于保存。

真空包装

把食物放进塑料容器或塑料袋中，将包装内的空气全部抽出，利用包装里面的压力进行密封。

✿ 保存食品

在没有冰箱的时代，人们就已经想出了很多长期保存食品的好方法，并且沿用至今。

晒干
干香菇、干海带、水果干

腌制
腌菜、梅干

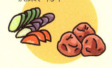

烟熏
萨拉米香肠、牛肉干

糖渍
果酱、柚子果糕

醋渍
醋渍青花鱼、西式腌菜

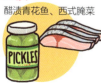

冷冻
冻豆腐、冷冻食品

发酵
泡菜、奶酪

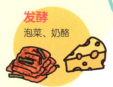

> 我用吃不完的草莓做了果酱，涂在面包上，味道很好。而且可以吃上好几天。

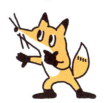

163

术语集

B **保质期**：在这个日期前食用，可以品尝到食物的最佳风味。

病原体：是指病毒、细菌等会引起疾病的微生物。病原体进入人体后会对身体造成有害的影响，引起各种不良症状。

C **臭氧层被破坏**：臭氧层是大气层中的一层，它可以吸收来自太阳的有害紫外线，从而起到保护地球的作用。空调和冰箱中的氟利昂会破坏臭氧层。

厨房用漂白剂：含有表面活性剂，具有除菌效果，能使餐具洁白如新的洗涤剂。

传播：是指病原体传染的过程，即病原体从动物传染给人类的过程。

D **抵抗力**：是指自身对抗疾病的能力。

E **二次感染**：是指感染扩散到其他人身上。

F **发酵**：是指人们利用微生物，使食物变得对人体有益（味道好、营养丰富等）的过程。

浮游生物：是指在水中和水面漂浮着的微小生物。

G **感染途径**：是指病原体（有害的微生物）进入人体的过程。

过敏：是指特定的异物进入人体时，人体想要将其排出，因此出现的剧烈反应和各种症状。

过敏性休克：是指在短时间内出现过敏症状，导致血压降低和意识障碍，使人陷入危险状态。

H **后遗症**：在疾病和受伤康复后，遗留下来的身体不适的症状。

化学肥料：通过化学制作方法制造的肥料。

化学农药：通过化学方式合成的化学药剂。

幻觉：是指看到、听到或感觉到实际上没有发生的事情。

J **酵母**：酵母是一种微生物，是以单细胞的形态存在的一类真菌。

经济舱综合征：如果长时间坐在狭小的空间不活动，再加上没有补充水分等，腿部的静脉就会形成血栓。血栓会堵塞肺部的血管，引起呼吸困难，甚至心肺停止。这就是经济舱综合征。

菌血症：是指细菌等微生物进入血液，然后在全身循环，导致大脑和心脏等器官出现严重症状。

K **抗体**：在病毒和细菌等异物进入人体后，人体会针对异物产生与之对抗的物质，尝试把异物赶出人体。

L **勒克斯**：照度单位。数值越高，代表光亮强度越高。

氯系漂白剂：氯系漂白剂经常被用于清洗白衬衫和毛巾。它的外包装上会标注"混合危险"的字样，它的味道和游泳池的味道很像。

M **免疫**：是指在细菌和病毒等微生物进入人体时，人体形成的保护机制。

免疫力：是指人体对抗疾病的防御能力。如果免疫力很强，即使有微生物进入人体，也不会出现症状，或者只出现很轻的症状。

N **黏膜**：位于鼻腔、口腔、眼睛等部位，未被皮肤覆盖的柔软膜状组织。

Q **气候变化**：是指气温、降水量等指标在长时期内的变化。其原因是全球变暖和森林破坏等。

全球变暖：是指地气系统不断积累能量，使得温度上升。其原因是二氧化碳等温室气体增加。

R **乳酸菌**：是对可以通过分解碳水化合物生成乳酸，从而获得生长所需能量的微生物的总称。

S **渗透**：是指水分子经半透膜扩散的现象。浓度低的一侧的水会向浓度高的一侧移动，从而使半透膜两侧的浓度达到动态平衡。

食物链：是指自然界中形成的各种生物之间吃和被吃的关系。如果把这种关系画成图，看起来就像链条一样环环相扣，因此被称为"食物链"。

世界卫生组织（WHO）：世界卫生组织是联合国下属的一个专门机构，其宗旨是保证全世界人民都可以获得最高水平的健康。

双歧杆菌：双歧杆菌是一种乳酸菌。它具有调节肠道环境、抑制病原菌感染的作用，是有益菌。

W **微生物**：几乎无法用肉眼看到的微小生物，包括霉菌、细菌、病毒等。

X **校园心理咨询师**：主要负责学生心理健康教育和心理咨询工作。

Y **疫苗**：疫苗是利用病原体制作而成的预防性生物制品。通过接种疫苗，可以在人体中形成对抗疾病的保护物质。

预防接种：给健康的人接种疫苗，使人体在不发病的状态下产生抗体，获得特异性免疫。

Z **综合征**：是指同时出现多个症状的情况。

版权登记号：01-2022-7051

图书在版编目（CIP）数据

给孩子的卫生小百科 /（日）宫崎美砂子编著；刘旭阳译.
-- 北京：现代出版社，2024.4
ISBN 978-7-5231-0127-8

Ⅰ.①给… Ⅱ.①宫… ②刘… Ⅲ.①卫生保健-儿童读物
Ⅳ.①R179-49

中国国家版本馆CIP数据核字（2023）第022299号

KODOMO EISEIGAKU
©SHINSEI Publishing Co.,Ltd 2021
Originally published in Japan in 2021 by SHINSEI Publishing Co.,Ltd
Chinese (Simplified Character only) translation rights arranged
with SHINSEI Publishing Co.,Ltd through TOHAN CORPORATION, TOKYO.

日本原版书工作人员：
协助写作：山田幸子
插画：德永明子
装订、正文设计：小池那绪子（naisg）
编辑、制作：naisg、松尾里央、高作真纪、安藤沙帆

给孩子的卫生小百科

作　　者	（日）宫崎美砂子
译　　者	刘旭阳
选题策划	李　昂
责任编辑	申　晶　滕　明
特约编辑	武钰淇
装帧设计	袁　涛　张慧英
出版发行	现代出版社
通信地址	北京市安定门外安华里504号
邮政编码	100011
电　　话	010-64267325　64245264（传真）
网　　址	www.1980xd.com
印　　刷	北京飞帆印刷有限公司
开　　本	710mm×1000mm　1/16
印　　张	10.5
字　　数	168千字
版　　次	2024年4月第1版　2024年4月第1次印刷
书　　号	ISBN 978-7-5231-0127-8
定　　价	58.00元

版权所有，翻印必究；未经许可，不得转载